SANTÉ DU PEUPLE, AVENIR DE L'AFRIQUE

Le système de santé sénégalais en question

Yaye Kanny Touré KAIRE

SANTÉ DU PEUPLE, AVENIR DE L'AFRIQUE

Le système de santé sénégalais en question

Préface du Pr Moustapha DRAMÉ

Sénégal
L'Harmattan

10 VDN, Sicap Amitié 3, Lotissement Cité Police, DAKAR

http://www.harmattansenegal.com
senharmattan@gmail.com
senlibrairie@gmail.com

ISBN : 978-2-336-59520-7
EAN : 9782336595207

« La santé d'un peuple ne se mesure pas seulement à ses structures de soins, mais à sa capacité à protéger les plus vulnérables et à anticiper l'avenir. »

Dr Yaye Kanny Touré Kaire

SOMMAIRE

PRÉFACE

Il est des rencontres qui marquent une vie, des amitiés qui traversent le temps et les frontières. Celle que je partage avec celle que j'appelle affectueusement « Kanny » en est une.

Il est des voix qui s'élèvent non pas pour accuser mais pour construire. Des plumes qui refusent la résignation et le fatalisme et choisissent la distanciation et la lucidité. Celle de la Docteure Yaye Kanny Touré Kaire appartient à cette catégorie rare de femmes dont la pensée éclaire et dont l'engagement inspire.

Médecin de santé publique, forte d'une double expérience africaine et européenne, diplômée du Centre d'Études et de Recherches sur le Développement International (CERDI) et d'HEC Paris, elle incarne ce dialogue fécond entre la rigueur scientifique, la vision stratégique et le sens profond du patriotisme.

À la croisée des continents et des disciplines, son parcours illustre la possibilité d'une synthèse entre expertise technique et engagement citoyen. Cette trajectoire singulière lui confère une légitimité rare pour aborder avec lucidité et détermination les grands défis qui traversent le système de santé sénégalais.

Dans « Santé du peuple, avenir de l'Afrique » elle nous offre bien plus qu'un essai, un véritable plaidoyer pour une refondation lucide, réaliste, courageuse, et profondément humaine du système de santé sénégalais. Loin des discours convenus, elle dresse un diagnostic sans complaisance fondé sur sa grande expertise, son expérience du terrain, sa maîtrise des données de santé et sur une compréhension intime des réalités sociales. Mais là où d'autres se contenteraient de pointer les dysfonctionnements, elle choisit de proposer, d'imaginer, de bâtir.

Ses propositions sont concrètes, pragmatiques, ancrées dans le réel. Elles montrent qu'il est possible de concilier équité et efficacité, tradition et modernité, souveraineté nationale et ouverture au monde. À travers ses pages on perçoit l'amour de son pays, la foi en son peuple, et la conviction que la santé n'est pas seulement une affaire de soins, mais un levier essentiel du développement, de la dignité, de la justice sociale, et de la souveraineté nationale.

Lire ce livre, c'est renouer avec une idée simple mais fondamentale que le bien-être d'une nation commence par la santé de ses citoyens. C'est aussi entendre l'appel d'une génération de professionnels engagés et désireux de transformer les systèmes plutôt que de les subir.

Je ne peux qu'inviter chaque lecteur, décideur, praticien, étudiant, citoyen à recevoir ces pages comme une invitation à l'action. En effet, si la santé du peuple est l'avenir du pays, alors ce livre en est sans doute l'un des manifestes les plus nécessaires de notre temps.

Je suis convaincu que « Santé du peuple, avenir de l'Afrique » connaîtra le succès qu'il mérite parce qu'il vient du cœur, qu'il s'appuie sur la raison, et qu'il porte en lui une énergie contagieuse : celle de l'espoir.

Professeur Moustapha Dramé
PU-PH Épidémiologie, Économie de la santé, Prévention
CHU de Martinique

NOTE DE L'AUTEURE

Accompagner son père en fin de vie est une expérience qui transforme profondément une personne. Ces mois d'accompagnement m'ont permis de toucher du doigt les forces et les failles de notre système de santé à savoir d'un côté le dévouement admirable des soignants et de l'autre les manques, les lenteurs et les détresses partagées des familles et des équipes.

C'est de cette épreuve qu'est née la nécessité de ce livre.

Prolongée par d'autres expériences familiales récentes, cette épreuve a renforcé en moi la conviction qu'il **ne suffit plus de constater mais qu'il faut agir**. La santé d'un peuple n'est pas une question technique, mais une affaire de destin collectif. Elle conditionne l'avenir d'un pays, sa dignité et sa cohésion.

Au fil des années au contact des soignants, des patients et des territoires, j'ai compris que la réforme du système de santé sénégalais ne pourra naître que d'un sursaut collectif et lucide face aux réalités, mais également courageux face aux inerties.

Ce sursaut n'attendra pas. Il commence en chacun de nous, dans nos choix, nos gestes et notre volonté de changer ce qui doit l'être.

Pour moi, il prend la forme de ce plaidoyer qui est une contribution personnelle, une part offerte à l'édifice d'une réforme profonde pour qu'un jour, **chaque Sénégalais puisse vivre longtemps en bonne santé, et mourir en dignité.**

INTRODUCTION

La santé est un droit inaliénable.

Elle ne saurait être un privilège réservé à quelques-uns, ni un bien marchand soumis aux aléas de la fortune. Chaque Sénégalais où qu'il vive et quelles que soient ses conditions de vie doit pouvoir accéder à des soins de qualité sans craindre la pauvreté, la négligence ou l'abandon.

Au Sénégal, trop de vies s'éteignent non pas sous le poids de la fatalité mais à cause de l'absence de structures adaptées, du manque de soignants qualifiés, de ruptures récurrentes de médicaments, de l'épuisement de personnels débordés, ou encore de conséquences physiques et psychologiques d'erreurs évitables.

La santé figure aujourd'hui parmi les priorités nationales et est inscrite dans l'axe consacré au capital humain et à la qualité de vie. L'ambition affichée est celle « d'un système efficace, efficient et accessible à moindre coût ». L'intention est louable, la direction juste, mais la traduction concrète de cette vision demeure encore floue.

Les orientations stratégiques souvent formulées en termes généraux peinent à se transformer en leviers d'action tangibles capables de répondre aux défis structurels d'un système éprouvé par les inégalités territoriales, le manque de ressources humaines et la pression financière. Pour qu'une politique de santé prenne corps, elle doit dépasser la promesse et s'ancrer dans le réel, celui des hôpitaux saturés, des postes de santé sous-dotés et des citoyens encore trop souvent laissés à distance du soin.

Le Sénégal fait face à une double réalité. D'un côté une jeunesse nombreuse, pleine de vitalité et d'espérance qui a besoin de soins sûrs et modernes pour s'épanouir et construire l'avenir. De l'autre, un système fragmenté, inégalitaire, miné par les ruptures de médicaments, impuissant face à la montée des maladies chroniques et débordé par des urgences sanitaires qui évoluent plus vite que nos compétences et nos équipements. Entre cette jeunesse en demande et ce système essoufflé, le décalage grandit chaque jour davantage.

Il faut le rappeler avec force : la santé n'est pas un secteur comme les autres. Elle est le cœur battant de notre souveraineté, la condition première de notre stabilité et le socle indispensable de tout développement. Sans santé il n'y a pas de croissance durable, il n'y a pas d'éducation efficace, il n'y a pas de cohésion sociale. La santé est le miroir de nos priorités collectives et le révélateur de notre capacité à protéger la dignité humaine.

Le Sénégal n'est pas une exception. Il est un miroir, celui d'une Afrique en quête de souffle, de cohérence et de souveraineté sanitaire. Des rives du fleuve Sénégal aux plaines du Sahel, des quartiers populaires de Dakar aux périphéries de Bamako, de Conakry ou d'Abidjan, les mêmes réalités s'imposent.

Nos pays partagent une histoire commune, celle d'une santé longtemps pensée sous dépendance, financée par l'extérieur, morcelée entre programmes verticaux et urgences successives. Mais ils partagent aussi une même promesse, celle d'une jeunesse nombreuse, instruite, inventive, prête à réinventer le soin comme un acte de souveraineté et de dignité collective.

La crise du COVID-19 puis celles des vaccins et des médicaments ont rappelé une évidence : aucun pays africain ne peut se protéger seul. Nos destins sont liés par les maladies, par les frontières que traversent les virus, mais aussi par les solidarités qui doivent désormais structurer nos politiques.

Refonder le système de santé du Sénégal, c'est donc contribuer à un mouvement plus vaste : celui d'une Afrique qui décide enfin de produire, de réguler, de prévenir et de se soigner par elle-même.

Cette dimension continentale ne dilue pas la réflexion nationale. Elle lui donne au contraire sa profondeur et son horizon. Toute réforme durable doit s'inscrire dans une vision régionale de mutualisation des moyens, d'harmonisation des politiques, de partage de la recherche pour la construction d'une souveraineté sanitaire qui soit à la fois économique, scientifique et humaine.

C'est dans cet esprit que ce livre a été conçu. Non pour ajouter un constat de plus à la longue liste des diagnostics déjà connus mais pour proposer une feuille de route claire, réaliste et pragmatique. Une trajectoire nourrie des meilleures pratiques internationales, enrichie des expériences d'autres pays africains comparables et profondément ancrée dans la réalité sénégalaise.

Trois principes en formeront l'ossature. **L'équité** qui impose que chaque citoyen, qu'il habite en zone rurale ou urbaine jouisse des mêmes droits à la santé. **La qualité**, ensuite car élargir l'accès ne doit jamais se faire au prix de la sécurité, de la pertinence et de la dignité des soins. Enfin, **la responsabilité collective** qui appelle l'État, les collectivités locales, les professionnels de santé, le secteur privé et la société civile à agir de concert dans un esprit de co-responsabilité et de transparence.

Réformer en profondeur notre système de santé n'est plus une option. Elle est une obligation historique face à la répétition des événements indésirables graves, face à la souffrance des soignants et face aux attentes légitimes des populations.

Toute réforme véritable commence par une vision. Une vision qui dépasse les slogans et les déclarations d'intention.

La santé ne peut plus rester une promesse lointaine, elle doit devenir une réalité vécue, tangible, quotidienne. Pour cela il est essentiel de définir une trajectoire claire qui tire les leçons du présent pour mieux préparer l'avenir.

La première exigence est de replacer la gouvernance au cœur du système. Aucun édifice ne peut tenir sans règles claires ni direction forte. Aujourd'hui encore le système de santé sénégalais est morcelé entre une multitude d'acteurs et de programmes souvent juxtaposés sans cohérence. L'État doit retrouver son rôle de régulateur et de garant de la pertinence et transparence des choix budgétaires. Il doit également instaurer des mécanismes de contrôle indépendants capables d'évaluer objectivement les performances. La planification sanitaire doit s'appuyer sur une cartographie exhaustive des besoins et non sur des logiques improvisées ou clientélistes.

Vient ensuite la question du financement qui n'est pas un simple exercice comptable mais un véritable choix de société. Le Sénégal consacre encore une part trop faible de son budget à la santé. À ce financement public doit s'ajouter une solidarité nationale par l'assurance maladie et des mécanismes inclusifs afin que personne ne soit condamné à renoncer aux soins faute d'argent.

La refondation passera aussi par une réorganisation de l'offre de soins. La pyramide sanitaire affaiblie au fil des ans doit être reconstruite sur des bases solides. Cette réorganisation suppose de mieux encadrer l'essor du secteur privé et de repenser les partenariats afin qu'ils servent l'intérêt collectif plutôt que des logiques purement commerciales.

Toutefois, un système de santé ne peut se juger uniquement à son maillage territorial ou à ses moyens financiers. La qualité et la sécurité doivent être placées au centre. Trop souvent, des patients meurent non pas d'un manque de structures mais d'un défaut de rigueur, d'erreurs évitables et/ou d'actes mal coordonnés. La formation continue des soignants doit devenir la règle et non l'exception. Les protocoles cliniques doivent être appliqués et évalués. Les audits de pratiques, le suivi des événements indésirables et la culture de responsabilité doivent s'imposer comme des réflexes. Un hôpital, aussi grand soit-il n'est rien sans la compétence et l'engagement de ceux qui y travaillent.

Enfin, il est impossible de bâtir une réforme durable sans faire de l'information et du numérique un levier stratégique. Ce qui n'est pas mesuré ne peut être amélioré. L'absence de données fiables handicape la planification et le pilotage du système de santé. La digitalisation des dossiers médicaux, la mise en place de registres de suivi, le développement d'outils comme le PMSI (programme de médicalisation des systèmes d'information) sont autant de conditions pour renforcer la traçabilité, anticiper les besoins et évaluer objectivement les politiques publiques. Le numérique est la clé d'une gouvernance moderne, réactive et transparente mais aussi le moyen de restaurer la confiance des citoyens dans leurs institutions de santé.

De ces orientations découle une feuille de route claire et lisible qui n'élude pas les difficultés mais trace un chemin vers l'essentiel : **rebâtir la confiance, protéger la vie et replacer la santé au cœur du projet national.**

Ce livre s'adresse aux décideurs politiques, aux partenaires techniques et financiers, aux acteurs de santé et aux citoyens. Il entend ouvrir un débat national responsable dépassant les postures pour replacer la santé au cœur de notre projet de société. Les chiffres de la morbi-mortalité au Sénégal sont un signal d'alarme et un appel à l'action. Chaque décès évitable est une défaite collective. Chaque progrès obtenu démontre qu'une autre voie est possible.

PREMIÈRE PARTIE

LES FONDATIONS FRAGILES DU SYSTÈME DE SANTÉ

Tout système de santé repose sur des fondations, des principes, des institutions, des femmes et des hommes, censés garantir la protection de chaque citoyen. Mais lorsque ces fondations se fissurent, c'est tout l'édifice qui vacille.

Au Sénégal, la santé publique s'est construite à la croisée de plusieurs héritages : un modèle hospitalo-centré hérité de la période coloniale, une décentralisation inachevée et une mosaïque d'acteurs publics, privés et communautaires évoluant souvent sans réelle coordination. À cela s'ajoute une croissance démographique rapide, des besoins sanitaires en expansion, et des ressources publiques toujours limitées. Le résultat est un système sous tension, inégalement réparti, où les moyens ne suivent plus les ambitions.

Pourtant, les avancées sont réelles : recul de certaines maladies infectieuses, amélioration de la couverture vaccinale, montée en puissance de la formation médicale, essor du numérique. Mais ces progrès cohabitent avec des fragilités structurelles persistantes : déficit de gouvernance, manque de régulation, sous-financement chronique, faiblesse de la prévention et précarité des conditions de travail du personnel soignant.

Le sous-financement est lié à une sous-budgétisation historique, symptôme d'une crise de souveraineté budgétaire : tant que la santé restera perçue comme un coût et non comme un investissement stratégique, les réformes s'étiolent.

La prévention primaire demeure, elle aussi, l'angle sacrifié du système : chaque franc investi en amont épargne des dizaines en curatif, mais cette logique de long terme peine encore à s'imposer dans la décision publique.

Enfin, la gouvernance sanitaire appelle une clarification : au ministère la stratégie, aux agences la mise en œuvre, et aux régions la coordination territoriale, le tout adossé à un cadre d'évaluation *ex ante et ex post*, garant de transparence et de cohérence des politiques.

Les crises récentes : pandémies, ruptures de médicaments, drames hospitaliers, ont agi comme des révélateurs. Elles ont mis à nu ce que beaucoup savaient déjà : le système de santé repose sur des fondations fragiles faites de dévouement et de débrouille plus que de planification et de moyens durables. Elles ont aussi rappelé que la santé n'est pas un secteur technique parmi d'autres, elle est le baromètre de la société, le miroir de ses priorités et de sa gouvernance.

Dans cette première partie il ne s'agit pas d'accuser ni de déplorer mais de comprendre.

Comprendre les forces et les failles d'un modèle à bout de souffle, analyser les causes profondes de ses déséquilibres et identifier ce qui doit être consolidé pour que la réforme à venir repose sur un socle solide.

CHAPITRE 1

LA GOUVERNANCE, MIROIR DES FORCES ET FRAGILITÉS DU SYSTÈME

La gouvernance constitue le socle invisible de tout système de santé.

Elle ne se résume pas à une mécanique administrative ni à un empilement de textes réglementaires. Elle incarne la capacité d'un État à orienter, coordonner et rendre cohérente l'action publique dans le champ sanitaire. C'est elle qui trace la vision, fixe les priorités, arbitre les ressources et assure la régulation entre acteurs. En un mot, elle dit la manière dont une nation choisit de prendre soin de sa population.

Au Sénégal, il serait injuste de ne retenir que les manquements. Des avancées notables méritent d'être soulignées. Le Plan national de développement sanitaire et social (PNDSS) 2019-2028 a défini un cadre stratégique clair orienté vers l'accès équitable aux soins, la qualité des prestations et le renforcement du système de santé. L'ambition de la Couverture Sanitaire Universelle (CSU) a mobilisé l'ensemble des institutions et symbolisé une volonté politique réelle de rapprocher la santé du citoyen. De même, la consolidation des programmes de lutte contre les grandes endémies (paludisme, tuberculose, VIH, etc.) témoigne d'un appareil institutionnel plus structuré et mieux articulé qu'auparavant. Ces efforts traduisent une maturité croissante de la gouvernance sanitaire soutenue par une dynamique de planification et de partenariat international.

Cependant, derrière cette architecture prometteuse se cachent des fragilités persistantes. Le financement demeure fragmenté, dispersé entre budget de l'État, cotisations sociales, assurances privées, mutuelles communautaires et appuis des bailleurs de fonds. Cette diversité loin d'être une force se traduit souvent par un manque de cohérence, une faible lisibilité et des pertes d'efficacité. Les fonds existent mais leur allocation reste inégale et parfois déconnectée des priorités de santé publique.

Les intentions limpides sur le papier se diluent trop souvent dans la mise en œuvre. Les réformes successives, parfois menées dans l'urgence ou sous contrainte externe, peinent à produire des effets durables faute de coordination et de suivi.

Plus préoccupant encore le reste à charge des ménages demeure élevé représentant plus de 45 % des dépenses totales de santé selon les estimations les plus récentes. Pour beaucoup de familles une hospitalisation, une césarienne ou un traitement chronique deviennent des épreuves financières insurmontables. La maladie devient alors un facteur d'appauvrissement brutal révélant une fracture silencieuse entre la politique publique et la réalité quotidienne.

C'est à la lumière de ces contradictions, entre ambitions affichées et réalités vécues, que s'impose la nécessité d'un regard lucide sur la gouvernance sanitaire sénégalaise.

Derrière les lenteurs et les déséquilibres se dessinent des causes profondes qui sont autant de défis qu'il ne s'agit pas seulement de dénoncer mais de comprendre pour mieux les dépasser.

I. Une transition démographique : entre fardeau et promesse

Depuis plusieurs décennies, la démographie sénégalaise suit une courbe ascendante qui bouleverse les équilibres et redessine les besoins en santé. En 2025, la population est estimée à 18,6 millions d'habitants avec un taux de croissance annuel de 2,7 % (ANSD, Projections démographiques

2013-2035). Ce chiffre, loin d'être abstrait se lit chaque jour dans les salles d'attente bondées, les maternités saturées et les postes de santé débordés. Il traduit une demande sanitaire toujours plus forte, plus diverse, qui met à rude épreuve un système déjà fragile.

Cette dynamique porte en elle un paradoxe. Une jeunesse massive, plus de 55 % de la population a moins de 20 ans (**ANSD, Rapport sur la population 2023**), concentre les besoins en santé maternelle, infantile et reproductive. Un vieillissement progressif, les personnes âgées de 60 ans et plus représentent actuellement 5 à 6 % de la population et pourraient atteindre 10 à 12 % d'ici 2050 (**ONU, World Population Prospects 2022**).

Cette transition démographique agit comme une lame à double tranchant. Elle oblige le Sénégal à mener deux batailles de front qui sont d'investir massivement dans la santé des mères, des enfants et des jeunes tout en construisant dès aujourd'hui une véritable politique gériatrique. Une politique qui dépasse la seule médecine curative pour inclure dans la prévention, la nutrition, la lutte contre la sédentarité, la promotion de l'activité physique et le dépistage précoce des maladies chroniques et neurodégénératives.

L'urgence est donc sans équivoque. Il faut anticiper la transition épidémiologique et préparer une politique nationale du vieillissement actif où la prévention et la dignité des aînés occuperont une place centrale.

II. Une urbanisation rapide : transition aux visages multiples

Parallèlement à la transition démographique, le Sénégal connaît depuis plusieurs décennies une urbanisation rapide, massive et souvent désordonnée. Désormais, près d'un Sénégalais sur deux vit en zone urbaine, soit environ 47 % de la population (**ANSD, Rapport national sur la population et le développement 2023**). Cette concentration se cristallise autour de pôles majeurs : Dakar déjà saturée sur sa presqu'île exiguë, le corridor Thiès-Mbour en pleine expansion et Touba dont la croissance démographique et spatiale échappe aux modèles classiques de planification urbaine.

Cette urbanisation bien plus qu'un simple phénomène spatial bouleverse les conditions de vie et redéfinit la santé des populations. Elle s'accompagne de nouveaux risques sanitaires que sont la pollution atmosphérique liée au trafic et aux industries (**OMS, Air Pollution Data base 2022**), les transformations alimentaires dominées par les produits importés et ultra-transformés et la sédentarité croissante due à la motorisation et à la réduction des activités physiques quotidiennes. Autant de facteurs qui favorisent l'essor des maladies chroniques autrefois perçues comme marginales.

Le constat est le même en milieu rural où les priorités restent dominées par les maladies infectieuses, parasitaires et materno-infantiles (**MSAS, Rapport annuel 2022**). Les empreintes de la modernité ont bien gagné les campagnes avec l'adoption de régimes alimentaires riches en sel, sucre et huiles raffinées et un recul de l'activité physique jadis indissociable du travail agricole sous l'effet de la mécanisation et des migrations de travail.

Ainsi, les maladies chroniques non transmissibles s'ajoutent aux fardeaux traditionnels de la santé (paludisme, infections respiratoires, diarrhées, tuberculose, et complications materno-infantiles) qui continuent de peser lourdement sur les zones rurales. Ils rappellent qu'avant d'affronter les maladies de la modernité, il faut encore gagner la bataille des causes évitables.

L'urbanisation agit ainsi comme un prisme révélateur. Elle accentue la fracture sanitaire entre villes et campagnes, tout en diffusant de nouveaux risques sur l'ensemble du territoire. Dans cette double tension, le système de santé doit se réinventer. Penser la santé en contexte d'urbanisation, c'est accepter d'intégrer dans les politiques publiques les enjeux de planification urbaine, de mobilité, d'environnement et d'alimentation (**ONU-Habitat, World Cities Report 2022**).

À cette équation s'ajoute un défi supplémentaire, l'absence d'une véritable politique médico-sociale. Le vieillissement progressif de la population, combiné à la montée des maladies chroniques et de la dépendance reste sans réponses institutionnelles fortes. Or, l'urbanisation fragilise les solidarités familiales traditionnelles longtemps garantes de la prise en charge des aînés. Ce qui hier relevait de l'entraide spontanée se délite peu à peu exposant les personnes âgées à une vulnérabilité accrue.

III. Une ouverture anarchique de structures sanitaires privées

Le paysage sanitaire sénégalais s'orne chaque année de nouvelles cliniques, centres médicaux et structures privées, qui poussent comme des champignons après la pluie. À première vue, cette effervescence traduit une vitalité économique et une volonté de diversifier l'offre de soins. Elle témoigne aussi d'un intérêt croissant des investisseurs pour un secteur longtemps considéré comme exclusivement public.

Mais derrière cette apparente modernité se cache une réalité plus préoccupante : une prolifération sans planification, où l'ouverture d'une structure de santé semble relever davantage de l'initiative individuelle que d'une stratégie nationale cohérente. Comme si, dans ce pays, disposer d'un capital financier, d'un réseau d'influence ou d'une notoriété suffisait à se voir octroyer le droit d'ériger un centre médical, sans réelle évaluation des besoins, sans exigence de qualité, ni inscription claire dans la pyramide sanitaire.

Nombre de ces établissements naissent ainsi en marge des normes techniques ou des référentiels de sécurité, parfois même sans autorisation définitive d'exploitation. Certains s'implantent dans des zones déjà saturées en offre de soins tandis que d'autres laissent des pans entiers du territoire dans un désert médical absolu. Cette croissance désordonnée fragmente le système, renforce les inégalités territoriales et détourne les ressources humaines qualifiées vers les grands centres urbains, accentuant le déséquilibre entre Dakar et les autres régions.

Les conséquences sont multiples. Des prises en charge tardives faute d'orientation claire, des erreurs médicales évitables liées à l'absence de supervision ou de normes communes, une continuité thérapeutique rompue entre secteur public et privé. Tout cela concourt à fragiliser la qualité globale des soins. Au lieu de soulager le fardeau du service public, ces structures finissent parfois par en amplifier les failles, notamment lorsque les complications non prises en charge en clinique privée sont transférées, sans coordination, vers les hôpitaux publics déjà saturés.

L'absence d'un cadre réglementaire unique et contraignant crée un vide propice aux dérives. La santé devient alors un bien marchand, soumis aux lois du profit plus qu'à celles du service public. Ainsi, ce qui devait être une opportunité, la complémentarité entre secteur public et privé, se transforme en ligne de fracture.

Pour qu'elle redevienne un levier d'efficacité et d'innovation, cette dynamique doit être régulée, intégrée et alignée sur les besoins réels de la population. Car une offre de soins, aussi dense soit-elle, ne vaut que par sa pertinence, sa qualité et son équité d'accès.

IV. Un manque de régulation du secteur privé et du secteur informel

Le phénomène ainsi décrit aboutit à un secteur privé en pleine expansion, surtout dans les grandes villes où il séduit une clientèle en quête de rapidité, de confidentialité et d'un meilleur confort. Cliniques modernes, centres spécialisés, laboratoires d'analyses et cabinets médicaux se multiplient à un rythme soutenu, redessinant peu à peu le paysage sanitaire national.

Cette dynamique portée par une demande réelle et une urbanisation croissante traduit une volonté légitime des citoyens d'accéder à des soins perçus comme plus efficaces et plus respectueux. Toutefois, cette vitalité entrepreneuriale se déploie dans un vide réglementaire préoccupant, où la recherche du profit supplante trop souvent la mission de soin.

Le contrôle des tarifs y est quasi inexistant. Aucun barème national contraignant ne régit les prix pratiqués par les structures privées, qu'il s'agisse de consultations, d'examens complémentaires ou d'actes chirurgicaux. Chaque établissement fixe librement ses tarifs, parfois de manière arbitraire, selon sa réputation, son emplacement ou le profil de sa clientèle. Ainsi, un même acte médical peut coûter deux à cinq fois plus cher d'une clinique à l'autre sans que la qualité ou la technicité ne justifient de tels écarts. Cette opacité tarifaire alimente un sentiment d'injustice et de méfiance en créant une médecine à plusieurs vitesses, réservant l'accès aux soins de qualité à ceux qui peuvent payer.

Les patients, souvent non informés du coût global avant la prise en charge, découvrent à la sortie le montant des factures, parfois exorbitant. Aucun mécanisme de régulation n'encadre les dépassements d'honoraires. Les assurances privées, encore limitées, ne couvrent qu'une minorité de la population. Dans ce contexte, le secteur privé devient un espace de liberté totale pour les prestataires et de vulnérabilité extrême pour les patients.

La qualité des soins, quant à elle, reste hétérogène. Certaines cliniques dotées d'équipements modernes et d'équipes qualifiées respectent des standards élevés. D'autres, au contraire, fonctionnent dans des conditions précaires sans contrôle effectif de conformité ni mécanisme d'accréditation. L'absence de supervision sanitaire réelle laisse le champ libre à des pratiques parfois discutables comme des sur-prescription d'examens, des actes inutiles et/ou des hospitalisations prolongées à visée lucrative.

La complémentarité entre le public et le privé reste, elle aussi, largement théorique. Les conventions de collaboration sont rares, les échanges d'information quasi inexistants et le dossier patient ne circule pas d'un secteur à l'autre.

En définitive, le secteur privé fonctionne comme un archipel fragmenté et peu régulé où la logique de marché prime sur celle de la santé publique. Au lieu de soulager les hôpitaux publics, il tend parfois à renforcer les inégalités et à détourner les ressources humaines vers les zones les plus rentables.

Ce déséquilibre traduit une absence de régulation systémique sans tarification harmonisée, ni contrôle qualité, ni réelle coordination. Un vide que seule une véritable gouvernance sanitaire forte pourrait combler.

V. Au total : un puzzle inachevé

Ainsi se dessine l'image d'une gouvernance sanitaire éclatée où chaque pièce existe mais l'ensemble manque d'articulation et de vision commune. Un puzzle auquel il manque encore les lignes directrices capables de donner forme et sens à l'ensemble.

La décentralisation, maintes fois annoncée, reste inachevée. La régulation demeure insuffisante, la planification morcelée, et les logiques d'acteurs souvent concurrentes plutôt que complémentaires.

Tant que la santé restera gouvernée comme une constellation de volontés isolées, avançant chacune dans sa propre direction, il sera illusoire d'espérer un système solide, équitable et durable.

Or les besoins de santé des populations ne sont plus ceux d'hier. Ils évoluent au rythme des mutations sociales, économiques, environnementales et démographiques. Ces transformations appellent une gouvernance plus agile, anticipatrice et inclusive, capable d'ajuster les politiques en temps réel, de redistribuer les ressources selon les besoins réels et d'intégrer pleinement les innovations numériques et technologiques.

La gouvernance sanitaire ne peut donc plus se réduire à une gestion administrative. Elle devient un enjeu stratégique majeur, au croisement de la justice sociale, de la sécurité nationale et du développement humain. C'est elle qui conditionne la capacité d'un pays à protéger les plus vulnérables, à réguler les marchés de la santé et à garantir la cohésion du système dans son ensemble.

Des leçons peuvent être tirées d'ailleurs avec des expériences de pays africains et européens qui offrent des éclairages utiles pour le Sénégal. Elles rappellent qu'un système performant ne dépend pas seulement des ressources, mais de la cohérence entre vision politique, planification et participation citoyenne.

Le Rwanda en est un exemple emblématique. Sorti du génocide de 1994, le pays a reconstruit son système de santé en misant sur la proximité, la solidarité et la gouvernance communautaire. Le développement d'un réseau dense d'agents de santé villageois et communautaires, piliers du système de soins primaires a permis d'améliorer l'accès aux services essentiels dans tout le pays (**OMS, 2024**).

La généralisation des mutuelles de santé a également constitué un levier majeur : le taux de couverture assurantielle est passé de 35 % en 2000 à plus de 90 % dès 2015 (**Saksena et al., Health Policy and Planning, 2015 ; WHO, 2023**). Ces mutuelles ont réduit le coût direct pour les ménages et renforcé la confiance dans le système public. L'orientation des politiques vers la prévention et la proximité géographique a consolidé ces avancées : aujourd'hui, plus de 90 % de la population vit à moins de 30 minutes d'un centre de santé (**WHO, 2023**). Les résultats sont spectaculaires : la mortalité des enfants de moins de cinq ans est passée de 152 ‰ en 2000 à 38 ‰ en 2020, tandis que l'espérance de vie a augmenté de 48 ans à près de 70 ans sur la même période (**Banque mondiale, 2023**).

Le Rwanda montre ainsi qu'une volonté politique forte et cohérente, même dans un contexte de ressources limitées, peut transformer durablement un système de santé. Cette réussite repose sur une vision claire, un leadership affirmé, la responsabilisation des communautés locales et une politique de financement solidaire.

Le Maroc, quant à lui, illustre une autre dynamique de réforme marquée par la mise en place progressive d'une couverture médicale universelle. Le dessein d'une assurance-santé universelle a progressivement pris corps dès l'adoption en 2002 de la loi n° 65-00 instituant la couverture médicale de base. Ce texte inaugurait un double pilier : d'une part, l'Assurance Maladie Obligatoire (AMO) réservée aux salariés du secteur public et privé et d'autre part le Régime d'Assistance Médicale (RAMED) destiné aux franges les plus vulnérables de la population. La réforme s'est ensuite élargie, sous l'effet de la loi-cadre n° 09-21 de 2021 qui marque une montée en puissance vers la généralisation de la protection sociale. Cette étape a permis d'intégrer dans l'AMO les travailleurs non-salariés (TNS) jusqu'alors exemptés du système obligatoire. Enfin, en décembre 2022, un tournant décisif a été franchi : tous les bénéficiaires du RAMED ont basculé vers un nouveau régime non contributif, dénommé AMO-Tadamon qui repose sur une gestion assurantielle et un financement directement assuré par l'État.

À ce jour, le dispositif d'assurance maladie marocain s'étend à des millions de citoyens : plusieurs millions relèvent de l'AMO-Tadamon, d'autres ont rejoint l'AMO via le volet TNS, signe tangible d'une volonté de couverture universelle en mutation, entre héritage institutionnel et innovation structurelle.

Le Maroc a parallèlement investi dans la formation médicale, l'extension des infrastructures hospitalières et la régulation du secteur privé. La réforme de la régionalisation sanitaire, lancée dans le cadre du Plan Santé 2025 vise à rapprocher l'offre de soins des populations rurales et enclavées et à réduire les fortes inégalités territoriales (**OMS, Bureau régional pour la Méditerranée orientale, 2023**). Les résultats sont notables : la couverture par une assurance maladie est passée de 30 % en 2013 à plus de 61 % en 2019 et le gouvernement vise la couverture universelle complète d'ici 2030 (**Health Economics Review, 2023**). L'indicateur de mortalité maternelle a également reculé, passant de 227 décès pour 100 000 naissances vivantes en 2004 à 72 en 2020 (**OMS, 2022**).

La France offre un modèle très différent marqué par une gouvernance institutionnelle forte, une couverture sanitaire universelle depuis plusieurs décennies et une organisation reposant sur un système hospitalo-centré en voie de rééquilibrage vers les soins primaires. La France a su mettre en place une régulation stricte du financement de la santé par la Sécurité sociale, un encadrement du secteur privé et un investissement massif dans la formation des professionnels de santé. Toutefois, le système français est aujourd'hui confronté à des défis liés au vieillissement de la population, à la montée des maladies chroniques et à la soutenabilité financière. Cet exemple illustre bien qu'un système performant n'est jamais figé. Il doit constamment s'adapter aux transformations sociales et épidémiologiques.

Ces trois expériences offrent des enseignements complémentaires pour le Sénégal. Du Rwanda, il peut retenir l'importance d'une gouvernance de proximité fortement ancrée dans les communautés et appuyée par un système de financement solidaire. Du Maroc, il peut s'inspirer des efforts de régionalisation et de couverture médicale élargie qui cherchent à corriger les déséquilibres territoriaux. De la France, il peut apprendre la valeur d'une régulation institutionnelle robuste, garantissant l'équité dans l'accès aux soins et la durabilité financière du système.

Mais la réforme sénégalaise ne saurait se limiter à l'imitation. Elle doit inventer sa propre voie nourrie de ces exemples et adaptée à ses réalités démographiques, sociales et culturelles. Une gouvernance qui conjugue proximité et performance, équité et rigueur, tradition et innovation.

CHAPITRE 2

LE FINANCEMENT DE LA SANTÉ : ENTRE DÉPENDANCE ET VULNÉRABILITÉ

Le financement de la santé constitue le nerf vital de tout système sanitaire. Il traduit mieux que tout discours les priorités réelles d'un État. Au Sénégal, la santé est proclamée priorité nationale depuis plusieurs décennies mais les chiffres racontent une autre histoire.

La Déclaration d'Abuja de 2001 avait fixé un horizon clair de consacrer 15 % des dépenses publiques à la santé afin de garantir à chaque citoyen un accès équitable à des soins de qualité. Près d'un quart de siècle plus tard, l'objectif reste lointain et théorique.

Le rapport des « Comptes de la santé 2022-2023 » produit par le ministère de la Santé et de l'Hygiène publique du Sénégal indique que les dépenses totales du secteur de la santé étaient de 856 milliards FCFA en 2022 et 931,9 milliards FCFA en 2023, soit respectivement 4,9 % et 5,0 % du PIB. Ces proportions presque trois fois inférieures à l'engagement d'Abuja révèlent le décalage persistant entre les ambitions proclamées sur la scène internationale et la réalité budgétaire du pays.

Cette faiblesse ne se résume pas à des chiffres. Elle se voit, se ressent, se vit. Elle se traduit dans les murs fissurés d'hôpitaux vétustes, dans les plateaux techniques défaillants, dans les ruptures chroniques de médicaments essentiels et dans la rareté du personnel qualifié dans les zones reculées. Elle se manifeste également par des retards de paiement, des dettes hospitalières accumulées et des services qui peinent à fonctionner faute de moyens.

Derrière ces statistiques se cache une réalité humaine avec des soignants épuisés, des patients qui renoncent, des vies qui sont compromises. En matière de dépenses de santé par habitant, le constat demeure tout aussi préoccupant. En 2022, le Sénégal ne consacrait qu'environ 63,7 dollars US par personne et par an à la santé (**Macrotrends, 2024 ; The Global Economy, 2024).** Ce niveau reste nettement inférieur au seuil minimal de 86 USD par habitant recommandé par l'Organisation mondiale de la santé pour garantir un paquet essentiel de soins (**OMS-Banque mondiale, 2020**).

Ainsi, au-delà des proclamations d'intention, la réalité budgétaire continue de limiter la capacité du pays à offrir à chaque citoyen l'accès équitable à des soins de qualité, objectif pourtant au cœur de la couverture sanitaire universelle.

Ce déficit de financement structurel se traduit concrètement par une couverture incomplète des besoins de santé primaire, une dépendance accrue à l'aide extérieure et une difficulté chronique à maintenir la qualité des services sur l'ensemble du territoire.

À titre de comparaison, certains pays africains investissent sensiblement davantage dans la santé. En 2022, les dépenses de santé par habitant s'élevaient à environ 82 dollars US au Ghana, 76,84 USD au Rwanda et près de 200 dollars US au Maroc (**Macrotrends, 2024**). Cet écart illustre la profondeur du contraste régional et les inégalités persistantes d'accès aux soins face à la maladie.

Ce sous-financement chronique n'est pas qu'un problème comptable, il est structurel et politique. Il révèle des choix de société, des arbitrages budgétaires, mais aussi des dépendances profondes à l'aide extérieure et aux financements internationaux. Car dans ce modèle, le système de santé sénégalais vit partiellement sous perfusion, dépendant du soutien des partenaires techniques et financiers pour financer ses programmes de vaccination, de santé maternelle ou de lutte contre les épidémies.

Ainsi, le financement de la santé au Sénégal repose sur un équilibre fragile, à la fois vulnérable et inégalitaire. Certains mécanismes innovants ont émergé : couverture maladie universelle, mutuelles communautaires, financements ciblés. Mais leur portée reste limitée et leur pérennité incertaine.

Derrière les réformes affichées, la question demeure : comment financer durablement la santé sans dépendre de l'extérieur, sans appauvrir les ménages, et sans creuser les fractures sociales ?

Un certain nombre de facteurs explicatifs et de conséquences de ce sous-financement méritent aujourd'hui plus que jamais une analyse approfondie.

I. La dépendance à l'aide extérieure

La dépendance à l'aide extérieure demeure l'une des fragilités les plus structurelles du système de santé sénégalais. Une part significative de son financement continue de provenir des partenaires techniques et financiers, Banque mondiale, OMS, GAVI, Fonds mondial, UNICEF, USAID et bien d'autres. Ces apports ont indéniablement contribué à des avancées majeures avec la baisse de la mortalité infantile, l'élargissement de la couverture vaccinale, l'amélioration de la lutte contre le paludisme ou encore la mise en place de programmes nutritionnels. Sans eux, bien des vies auraient été perdues.

Mais cette aide, si précieuse soit-elle, révèle en même temps ses limites. Elle se concentre presque exclusivement sur des programmes dits verticaux, VIH/sida, tuberculose, paludisme, vaccination, au détriment d'autres urgences sanitaires tout aussi pressantes, comme la santé maternelle, la prise en charge des maladies chroniques ou encore la santé mentale, parent pauvre de nos politiques publiques. Les priorités des bailleurs ne coïncident pas toujours avec celles des communautés locales, et ce décalage creuse un déséquilibre qui fragmente le système plutôt que de le renforcer.

À cela s'ajoute une autre dérive, la logique de financement crée parfois une forme de dépendance institutionnelle. Dans la crainte de perdre ces ressources, certaines données locales sont embellies, manipulées, ajustées pour correspondre aux attentes des partenaires. On entretient ainsi une illusion de progrès qui ne reflète pas toujours la réalité des pratiques ni l'expérience vécue par les patients. Cette opacité empêche d'évaluer objectivement les impacts réels des programmes et contribue à maintenir des zones d'ombre dans la gouvernance sanitaire.

Le problème est aussi celui de la durabilité. Lorsqu'un bailleur décide de réduire son financement ou de se retirer, ce sont des pans entiers du dispositif qui vacillent. Une campagne vaccinale interrompue, une rupture dans la distribution d'antirétroviraux, une suspension de soutien logistique. Chaque retrait a des conséquences immédiates et dramatiques. Le pays se retrouve ainsi prisonnier d'une architecture fragile, vulnérable aux fluctuations d'engagements internationaux sur lesquels il n'a aucune prise.

Cette dépendance contraste avec l'évolution de certains pays voisins. Le Ghana, par exemple, a su intégrer l'aide extérieure dans une stratégie nationale cohérente notamment grâce à la mise en place de son assurance maladie universelle. En s'appuyant sur ses propres ressources pour financer plus de 70 % de son système de santé, il a réduit sa vulnérabilité aux variations d'engagement des bailleurs. Les financements extérieurs viennent en complément soutenant les priorités définies par le pays, et non l'inverse.

Le Sénégal apparaît comme encore trop soumis à des dynamiques externes. L'enjeu n'est pas de tourner le dos aux partenaires mais de transformer cette aide en levier complémentaire, aligné sur une stratégie nationale claire, transparente et durable. Tant que la santé dépendra majoritairement de financements extérieurs, elle restera vulnérable, précaire et inégalitaire.

II. Le poids des ménages et l'injustice sociale

Au Sénégal, le financement du système de santé repose encore, dans une large mesure, sur la contribution directe des ménages. Près de la moitié des dépenses de santé, environ 43 % selon le Health Financing Profile Senegal publié par l'USAID et Exemplars in Global Health, sont payées directement par les patients et leurs familles.

Cette situation lourde et persistante crée une profonde iniquité. La maladie devient non seulement une épreuve physique et psychologique mais aussi un risque majeur d'appauvrissement brutal. Trop souvent un accident de santé se transforme en drame économique condamnant des familles entières à la précarité.

Pour assumer les frais d'une hospitalisation, d'une césarienne, d'une chimiothérapie ou d'une évacuation sanitaire, nombre de ménages n'ont d'autre choix que de vendre leurs biens, d'hypothéquer leurs récoltes ou de renoncer à des besoins tout aussi vitaux tels que l'éducation des enfants, le logement ou l'alimentation. Ainsi, la santé qui devrait être un facteur de protection et d'émancipation, devient paradoxalement un facteur de vulnérabilité économique et sociale.

Cette situation entraîne des conséquences multiples. Beaucoup retardent le recours aux soins préférant se tourner vers des moyens parallèles (guérisseurs traditionnels, automédication, prières collectives) dans l'espoir d'éviter des dépenses insoutenables. Cependant, ce retard se paie cher. Les patients arrivent à l'hôpital à un stade avancé de leur maladie lorsque les chances de guérison se réduisent à une utopie ou lorsqu'elles laissent des séquelles lourdes et irréversibles.

Enfin, un grand nombre renonce tout simplement aux soins faute de moyens. Ce renoncement silencieux pèse directement sur les indicateurs de santé. Il alourdit la mortalité précoce, limite la prévention et freine inexorablement l'espérance de vie. La maladie au lieu d'être prise en charge comme un droit se transforme en une injustice qui frappe les plus vulnérables et perpétue le cycle de la pauvreté.

III. La Couverture Sanitaire Universelle : une ambition contrariée

La Couverture Sanitaire Universelle (CSU), lancée en grande pompe en 2013 devait marquer un tournant décisif dans l'histoire du système de santé sénégalais. Elle portait une promesse claire d'élargir l'accès aux soins en s'appuyant sur les mutuelles de santé et sur un engagement renforcé de l'État. L'ambition affichée était immense à la hauteur des attentes d'une population pour qui la santé restait trop souvent un luxe inaccessible.

Dix ans plus tard, force est de constater que cette ambition demeure contrariée. Le déploiement de la CSU reste inachevé et enlisé dans des fragilités structurelles. Les mutuelles de santé, pierre angulaire du dispositif, peinent à convaincre avec moins d'un cinquième de la population qui y adhère. Le manque de sensibilisation, la faiblesse des moyens financiers et plus profondément l'absence de confiance dans leur efficacité expliquent ce désintérêt. Beaucoup de citoyens considèrent encore qu'il s'agit d'un dispositif lointain, bureaucratique, sans valeur ajoutée réelle pour leur vie quotidienne.

Les subventions publiques, elles aussi, se révèlent insuffisantes pour donner corps à cette ambition. Les régimes sont fragmentés multipliant les inégalités et la confusion. Les lourdeurs administratives découragent aussi les adhésions. Pour certains, la CSU est devenue moins une protection qu'un parcours du combattant. Ainsi, ce qui devait être un socle de justice sociale demeure dans la pratique davantage un slogan politique qu'une réalité vécue par les citoyens.

Pourtant, d'autres pays africains ont démontré qu'une couverture sanitaire universelle pouvait cesser d'être un horizon lointain pour devenir une réalité concrète. Le Rwanda a bâti un système de mutuelles communautaires couvrant près de 90 % de sa population. L'État y a joué un rôle moteur en subventionnant fortement les plus pauvres, en standardisant les mécanismes de gestion et en instaurant un haut niveau de redevabilité. Cette approche a permis de créer le climat de confiance et d'adhésion qui fait encore défaut au Sénégal.

Le Ghana a suivi une autre voie en instaurant dès 2003 une assurance maladie nationale financée par une taxe dédiée (le National Health Insurance Scheme). Ce mécanisme, malgré ses limites, a permis de réduire considérablement la part des paiements directs des ménages dans le financement de la santé et d'améliorer l'accès aux soins essentiels. En liant financement domestique et solidarité nationale, le Ghana a réduit sa dépendance vis-à-vis des bailleurs et renforcé la résilience de son système.

Quant au Maroc, il a choisi d'étendre progressivement son régime d'assurance maladie obligatoire (AMO) à l'ensemble de sa population. Entre 2021 et 2025, le pays est passé d'une couverture limitée à environ 7 millions de bénéficiaires à une couverture généralisée touchant près de 22 millions de citoyens supplémentaires. Ce chantier colossal a été soutenu par une volonté politique ferme et un accroissement massif du budget national consacré à la santé permettant de réduire l'exclusion tout en harmonisant les régimes existants.

À la lumière de ces expériences, le constat s'impose : le Sénégal n'est pas condamné à l'immobilisme. **La CSU pourrait devenir un instrument puissant de justice sociale, à condition d'être adossée à un financement soutenable, à une simplification des régimes et à une volonté politique claire de replacer la santé au cœur des priorités budgétaires et sociales**. Tant qu'elle restera fragmentée et sous-financée, elle demeurera un horizon contrarié, une promesse non tenue. En revanche, si elle s'inspire des réussites voisines et s'ancre dans les réalités locales, elle peut encore devenir l'un des leviers majeurs d'un système de santé équitable et durable.

IV. Au total : financer la santé, un choix de société

Financer la santé, c'est avant tout faire un choix de société. Ce n'est pas une simple équation budgétaire, froide et comptable. C'est un acte politique, un choix moral. Investir dans la santé, c'est investir dans l'éducation des enfants, dans la productivité des travailleurs, dans la stabilité des familles, dans la dignité de chaque citoyen. Tant que la santé restera sous-financée, dépendante de l'extérieur et inégalitaire dans son accès, les réformes resteront fragiles, incapables de transformer durablement le quotidien des Sénégalais.

À l'inverse, si le pays ose repenser son modèle, diversifier ses sources de financement et recentrer ses priorités sur l'équité et la qualité, alors la santé cessera d'être un gouffre budgétaire perçu comme une charge. Elle deviendra au contraire un moteur puissant de développement humain, un investissement à haut rendement social.

La comparaison avec certains pays voisins est à cet égard éclairante. Le Ghana, grâce à son mécanisme d'assurance maladie nationale, consacre environ 6 % de son produit intérieur brut à la santé. Le Maroc, de son côté, a engagé une trajectoire encore plus ambitieuse. Là où le Sénégal maintient une allocation oscillant autour de 5 % du PIB, le royaume chérifien dépasse désormais les 7 %, traduisant une montée en puissance constante. Entre 2021 et 2025, son budget national de la santé est passé de 19,7 milliards de dirhams à 32,6 milliards, soit une progression de plus de 65 % en quatre ans. Ces chiffres ne relèvent pas de la technique mais expriment une volonté politique claire de transformer la santé en pilier de cohésion sociale et en levier de développement.

Ces comparaisons révèlent une évidence que l'on refuse parfois de regarder en face. La santé n'est pas qu'une affaire de médecins, de lits d'hôpitaux ou de plateaux techniques. Elle est d'abord une affaire de choix collectifs. Là où l'État investit, la charge des ménages s'allège, l'accès devient moins inégalitaire et la confiance renaît. Là où les dépenses publiques stagnent, les familles continuent de payer le prix fort, souvent au détriment de leur avenir et de leur dignité. Le Sénégal est aujourd'hui à cette croisée des chemins.

Il en résulte que la question du financement de la santé ne peut plus être contournée ni différée. Elle est le point d'appui indispensable à toute réforme, celui qui garantit la cohérence, la qualité et l'équité du système. Tant que les ressources resteront insuffisantes, instables et mal réparties, aucune politique, aussi ambitieuse soit-elle, ne pourra produire des effets durables.

Mais l'enjeu dépasse la simple addition des chiffres. Il s'agit d'un choix de société, d'une décision politique majeure qui dit quelle valeur une nation accorde à la vie de ses citoyens. Faire de la santé une priorité budgétaire, c'est affirmer qu'aucun Sénégalais ne doit mourir faute de moyens, que l'accès aux soins ne doit plus dépendre de la fortune d'une famille mais de la solidarité nationale.

Pour le Sénégal, le temps des demi-mesures est révolu. L'heure est venue d'assumer ce choix de société, d'oser investir dans la santé comme on investit dans l'avenir. C'est sur ce socle que pourront se bâtir les autres piliers de la réforme. Financer, ce n'est pas seulement distribuer des ressources, c'est aussi organiser leur usage. La gouvernance, la qualité des soins, la répartition territoriale de l'offre et l'intégration du numérique sont autant de leviers qui, sans financement adéquat, demeurent inertes. C'est donc à l'articulation entre ces deux dimensions, les moyens et la manière, que se jouera l'avenir de notre système de santé.

CHAPITRE 3

L'OFFRE DE SOINS AU SÉNÉGAL : ENTRE PYRAMIDE THÉORIQUE ET RÉALITÉS FRAGMENTÉES

Analyser l'offre de soins au Sénégal, c'est plonger dans une mosaïque complexe, à la fois riche et inégale, faite d'avancées indéniables mais aussi de fractures profondes.

Le rapport 2022 du ministère de la Santé et de l'Action Sociale (MSAS) en offre une photographie détaillée, structurée autour de six axes : la méthodologie, l'accessibilité géographique, la couverture démographique, la disponibilité des services, les ressources humaines, les équipements, et le suivi des recommandations. Au-delà des chiffres, ce document révèle un système à plusieurs vitesses, où coexistent, parfois harmonieusement et souvent difficilement ; institutions publiques, structures privées et initiatives communautaires.

Derrière la diversité des acteurs se dessine une géographie contrastée de la santé avec des régions où le maillage sanitaire se renforce et d'autres où les habitants doivent parcourir des dizaines de kilomètres pour une consultation de base. Ce rapport ne s'est pas contenté de dresser un inventaire statistique. Il a mis en lumière les déséquilibres structurels d'une architecture sanitaire encore inachevée marquée par une densité médicale insuffisante, une distribution inégale des plateaux techniques, des hôpitaux régionaux sous-dotés et une absence de coordination entre niveaux de soins.

Il souligne aussi les efforts entrepris avec la création de nouveaux centres de santé, le développement de la couverture sanitaire universelle, l'extension des services de maternité et de vaccination. Cependant ces progrès restent fragiles et inégalement répartis.

C'est à partir de ce constat, mêlant forces et limites, qu'a émergé pour moi la nécessité d'une lecture critique et lucide de l'offre nationale de soins. Comprendre cette mosaïque, c'est aller au-delà des chiffres pour interroger la notion même d'équité, la pertinence de la pyramide sanitaire et plus largement la capacité du pays à garantir à chaque citoyen, où qu'il vive, le droit effectif à la santé.

Ma démarche à la fois analytique et éthique ne se limite pas à l'observation. Elle vise à dévoiler ce que les indicateurs ne disent pas toujours sur les inégalités d'accès, les déséquilibres territoriaux, les carences structurelles et les déficits de gouvernance qui entravent l'efficacité du système.

C'est à travers cette grille de lecture que j'ai pu identifier les problématiques majeures qui traversent aujourd'hui l'offre de soins au Sénégal.

I. Une pyramide fissurée

Sur le papier, le Sénégal s'est doté d'une pyramide sanitaire exemplaire. À la base, les cases et les postes de santé, garants de la proximité. Au milieu, les centres de santé et hôpitaux de district, censés filtrer et prendre en charge les cas intermédiaires. Au sommet enfin, les hôpitaux régionaux et nationaux, dotés des plateaux techniques les plus sophistiqués et porteurs de la recherche médicale. Toutefois cette architecture théorique, pensée comme un rempart protecteur, s'apparente aujourd'hui à une pyramide fissurée.

Une base fragile

Ce qui devait être le socle solide du système n'est trop souvent qu'un maillon vulnérable. Nombre de postes de santé se réduisent à quelques salles exiguës, parfois insalubres, où l'on tente de soigner sans médicaments essentiels ni matériel adéquat. Le personnel, limité à un infirmier polyvalent ou à une sage-femme isolée, fait preuve d'un courage admirable, mais dépourvu d'armes réelles. Dans de vastes zones rurales, rejoindre un poste de santé exige plusieurs heures de marche sur des pistes poussiéreuses. Et lorsqu'on y parvient, la pauvreté du plateau technique contraint la majorité des cas un peu complexes à être référés vers des hôpitaux lointains saturés et déjà débordés. De ce déséquilibre naît, au sein des campagnes, un sentiment profond d'abandon.

Face à l'abandon ressenti et au manque de réponses publiques, des acteurs privés improvisent leurs propres centres de santé, souvent hors de tout cadre réglementaire, sans planification ni contrôle de la qualité des soins. Si l'intention peut paraître généreuse, ces initiatives désordonnées ajoutent à la confusion du paysage sanitaire. Mal équipées, insuffisamment encadrées, dépourvues de personnel qualifié, ces structures deviennent parfois, de manière tragique, des foyers de chronicisation de la maladie. Des affections bénignes s'y transforment en pathologies durables, faute de diagnostic fiable ou de traitement approprié.

Ainsi, dans de nombreuses zones rurales, la montée des maladies non transmissibles se heurte à une première ligne impuissante, incapable de prévenir, de dépister ou d'accompagner, creusant encore davantage les inégalités face à la santé.

Un milieu affaibli

Les centres de santé et hôpitaux de district, censés constituer le pivot de la pyramide sanitaire apparaissent aujourd'hui profondément fragilisés. Conçus pour désengorger les hôpitaux régionaux et nationaux, ils se sont souvent mués en postes de santé améliorés, limités par le manque chronique de ressources humaines, matérielles et financières.

Privés des moyens nécessaires à leur mission, ils peinent à assurer leur rôle de filtre, incapable de traiter efficacement les cas intermédiaires. Cette défaillance structurelle entraîne une migration massive des patients vers les niveaux supérieurs, où s'accumulent des demandes croissantes que les hôpitaux de référence, déjà saturés, ne peuvent plus absorber.

Un sommet asphyxié

Les hôpitaux régionaux et nationaux, qui concentrent les plateaux techniques lourds, scanners, IRM, blocs opératoires spécialisés et services de réanimation, incarnent à la fois l'ambition et la désillusion du système de santé.

Submergés par l'afflux de patients, englués dans des files d'attente interminables, fragilisés par les pannes récurrentes d'équipements et minés par les tensions sociales, ils peinent à remplir leur mission première d'offrir des soins spécialisés, sûrs et accessibles.

Plus grave encore, les scandales récents, marqués par des incendies meurtriers ou des décès évitables dus à des négligences, ont mis à nu les failles d'un système où l'hôpital, ultime rempart censé protéger la vie, peut paradoxalement devenir un lieu de vulnérabilité, voire de drame.

Ainsi, loin d'incarner la puissance du système, le sommet de la pyramide en révèle aujourd'hui toutes les fractures.

Une promesse inachevée.

Ainsi une pyramide que l'on croyait protectrice vacille. Édifiée pour garantir l'accès aux soins, elle chancelle désormais sous le poids de ses propres déséquilibres.

Tant que la base restera fragile, tant que les liens entre les étages ne seront pas rétablis, la promesse de santé pour tous demeurera un idéal suspendu, un horizon sans ancrage.

Le Sénégal ne manque ni de volonté ni de talents, mais il lui faut désormais reconstruire pierre après pierre la confiance, la cohérence et la justice sanitaire

II. Rareté et indisponibilité des professionnels de santé

Aucun système de santé ne peut se bâtir sans femmes et hommes formés, motivés et bien répartis sur le territoire. Or, au Sénégal, les soignants se concentrent massivement dans la capitale et les grands centres urbains, laissant les campagnes et les périphéries en pénurie chronique.

Plus encore, alors que de nouveaux besoins émergent (gériatrie, santé mentale, soins palliatifs), les profils spécialisés manquent cruellement. Le problème n'est pas seulement numérique, il est aussi organisationnel. Les inégalités d'accès à des soins spécialisés sont :

- **Territoriales** : Selon une étude de la World Bank, « globalement, environ 36 % du personnel de santé sont localisés à Dakar » (World Bank, 2024). Le rapport annuel de suivi de la carte sanitaire du ministère de la Santé et de l'Action sociale du Sénégal (MSAS) mentionne que la « répartition par région des agents intervenant dans les soins maternels, néonatals et infanto-juvéniles » : concentrait 31 % du personnel à Dakar en 2022. Le même rapport indique que pour cette catégorie spécifique, les régions de Kolda et Kédougou avaient respectivement 2,7 % et 2,6 % du personnel concerné.
- **Sociales** : l'accès au privé est réservé aux classes moyennes et supérieures, quand la majorité des ménages dépend d'un public sous-financé et débordé.
- **Qualitatives** : les drames récents rappellent que l'enjeu n'est pas seulement d'accéder à des soins, mais d'avoir des soins sûrs, continus et dignes.

Le pays souffre d'un déficit structurel de spécialistes car les filières de formation sont limitées avec des effectifs insuffisants produits chaque année. La migration des compétences vers d'autres horizons, publics ou privés, nationaux ou internationaux, accentue encore la pénurie. A cette rareté quantitative s'ajoute une indisponibilité qualitative, qui fragilise encore davantage le système.

Dans bien des établissements, il n'existe ni règles claires ni dispositifs rigoureux pour garantir la **permanence des soins**. Régulièrement, des patients, après avoir parcouru des dizaines, parfois des centaines de kilomètres, découvrent à leur arrivée que le médecin attendu est absent. Cette scène, devenue presque banale, a fini par s'ancrer dans l'imaginaire collectif comme une fatalité, alors qu'elle traduit en réalité une carence organisationnelle grave découlant de plusieurs facteurs.

Un médecin salarié du public peut avoir une activité libérale à son gré sans être inquiété. Il peut également s'absenter plusieurs semaines dans l'année, dépassant largement le compteur de congés réglementaires sans contrôle. Ces pratiques ne favorisent pas une bonne **continuité des soins** et ne sont pas propices à un bon encadrement des personnels de santé en formation.

Il n'est pas rare que la quasi-totalité du personnel médical d'un hôpital quitte simultanément son service pour assister à un congrès, sans qu'aucune mesure n'ait été prévue pour assurer la continuité comme si la vie des patients pouvait attendre le retour des soignants, comme si la continuité des soins relevait d'une option secondaire.

Les horaires eux-mêmes obéissent à une souplesse déroutante sans aucun dispositif formalisé permettant de contrôler la présence effective des personnels. Dans ces conditions, la disponibilité des spécialistes repose davantage sur la bonne volonté individuelle que sur une organisation institutionnelle conçue pour protéger le patient et sécuriser le service.

Les conséquences sont lourdes. Dans l'urgence, chaque minute compte : une hémorragie, une crise cardiaque, une détresse respiratoire ne peuvent attendre. Et pourtant, l'absence de spécialistes ou l'impréparation des gardes condamne parfois des patients à une perte de chance de survie dramatique. Pour les pathologies chroniques, le problème est tout aussi cruel : sans suivi régulier, les traitements sont interrompus, l'adhésion thérapeutique s'effrite, et la maladie s'aggrave inexorablement. L'errance médicale devient alors une réalité quotidienne faite de consultations multiples, de ruptures de soins et de découragement.

En définitive, le Sénégal ne fait pas seulement face à une pénurie de spécialistes. Il subit aussi une désorganisation institutionnelle qui transforme cette rareté en indisponibilité chronique.

III. Insuffisance de plateaux techniques et de compétences adéquates

Si l'on observe l'évolution du système de santé sénégalais au cours des vingt dernières années, les chiffres semblent a priori rassurants. Au tournant des années 2000, le pays comptait à peine plus de 800 postes de santé, une cinquantaine de centres et une vingtaine d'hôpitaux. Deux décennies plus tard, le maillage s'est nettement densifié : près de 1 500 postes, plus de 100 centres de santé et une quarantaine d'hôpitaux structurent désormais l'espace sanitaire national, polarisant plus de 2 000 cases de santé communautaires. À première vue, le pays a multiplié ses infrastructures, élargi son réseau et rapproché l'offre de soins de ses populations. Néanmoins, derrière cette progression statistique se cache une réalité plus contrastée. Cette croissance, régulière mais inégale, a surtout bénéficié aux zones urbaines.

La montée en puissance de l'hôpital s'est traduite par une différenciation accrue des établissements publics, désormais classés en EPS1 (départementaux), EPS2 (régionaux) et EPS3 (centres nationaux et universitaires). Ces structures, concentrées surtout dans la capitale et les grandes villes, se sont dotées de services de chirurgie, d'imagerie ou de réanimation. Mais cette modernisation apparente cache une surcharge chronique : à Dakar, les couloirs des grands centres hospitaliers ressemblent à des salles d'attente sans fin où les files de patients traduisent un engorgement permanent.

Parallèlement, le secteur privé a connu une expansion spectaculaire multipliant cliniques, laboratoires et cabinets spécialisés. Ces structures séduisent une partie de la population en quête de rapidité, de confort et de technologies modernes. Cependant, cette croissance fulgurante, non régulée, concentre son offre dans les grandes villes et accentue les fractures sociales : les soins deviennent un privilège réservé à ceux qui peuvent payer.

Ainsi, en deux décennies, l'offre de soins sénégalaise s'est élargie, diversifiée et modernisée en apparence. Cependant, cette modernisation est trop souvent une illusion d'optique. Beaucoup d'hôpitaux sont de beaux écrins vides, dépourvus des « bijoux » techniques et humains qui leur donneraient vie. L'exemple de l'hôpital Dalal Jamm est révélateur : immense et flamboyant, il peine pourtant à remplir ses promesses faute de ressources humaines spécialisées et d'équipements fonctionnels. En effet, il ne suffit pas d'ouvrir des bâtiments et d'acheter des machines coûteuses : il faut penser l'articulation entre les niveaux de soins, redonner souffle à la première ligne, réguler le privé, intégrer l'informel et surtout investir dans la qualité. Sans qualité, l'offre de soins n'est qu'un mirage, une promesse de vie qui se transforme en loterie où trop de Sénégalais jouent leur santé, et parfois leur existence.

Le constat est encore plus criant lorsqu'on s'intéresse aux équipements lourds : scanners, IRM, appareils de radiothérapie, unités de dialyse. Ici, la concentration est flagrante : plus de 60 % des 34 scanners disponibles dans le pays se trouvent dans seulement trois régions : Dakar, Thiès et Touba. Le reste du territoire vit dans une dépendance quasi totale vis-à-vis de transferts longs et coûteux. Pour un diagnostic ou un traitement spécialisé, des patients doivent parcourir des centaines de kilomètres, parfois au prix d'un retard qui compromet le pronostic vital.

En définitive, l'offre de soins sénégalaise a progressé quantitativement mais reste structurellement inachevée. Elle a bâti des murs mais pas toujours des services, multiplié des bâtiments sans garantir leur fonctionnement, affiché des chiffres sans assurer l'équité. Ce paradoxe qui consiste à disposer d'un nombre important d'infrastructures mais de peu de plateaux techniques et de compétences est peut-être l'une des plus grandes fragilités actuelles du système de santé.

IV. La santé mentale : une urgence silencieuse

Derrière les indicateurs classiques de santé, de mortalité, de morbidité et de couverture vaccinale se cache un pan entier de souffrances humaines trop souvent négligées : la santé mentale. Une mauvaise santé mentale se manifestant par la dépression, le stress post-traumatique, des troubles anxieux, des addictions, des troubles du comportement alimentaire ou des psychoses sévères. Il s'agit de maux qui traversent toutes les couches de la société, mais qui restent rarement nommés et encore moins soignés.

Au Sénégal comme dans de nombreux pays africains, les études disponibles estiment qu'environ une personne sur cinq souffre, à un moment de sa vie, d'un trouble mental ou comportemental nécessitant un accompagnement. Pourtant, seuls moins de 10 % de ces patients ont accès à une prise en charge adaptée. La majorité vit dans le silence, la peur du jugement ou la méconnaissance des dispositifs existants.

Des structures quasi inexistantes.

Le déficit d'offre en santé mentale au Sénégal est tout simplement alarmant. On compte moins d'un psychiatre pour 100 000 habitants, un ratio dramatiquement inférieur au seuil minimal recommandé par l'Organisation mondiale de la santé (OMS) qui en préconise au moins trois fois plus pour assurer une couverture minimale. Cette rareté des spécialistes s'accompagne d'une concentration géographique extrême : près de 90 % des psychiatres exercent à Dakar, laissant de vastes régions du pays totalement dépourvues d'expertise en santé mentale.

Les structures dédiées, lorsqu'elles existent, sont souvent vétustes, exiguës et sous-dotées en ressources humaines comme en médicaments psychotropes essentiels. Les hôpitaux régionaux ne disposent que très rarement de services spécialisés de psychiatrie ; la prise en charge se limite souvent à une consultation ponctuelle, assurée par un praticien itinérant ou un médecin généraliste sensibilisé au sujet.

Dans la majorité des cas, les patients présentant des troubles psychiques se retrouvent dans les services d'urgence, en médecine interne ou dans les structures communautaires, sans protocole spécifique, sans continuité de soins, et sans suivi thérapeutique structuré. Le manque de coordination entre les niveaux de soins aggrave encore la situation, transformant la souffrance mentale en un parcours d'errance médicale et sociale.

Face à ce vide institutionnel, de nombreuses familles se tournent vers les guérisseurs traditionnels ou les marabouts qui demeurent souvent la première, et parfois la seule porte d'entrée pour les personnes atteintes de troubles mentaux. Ces pratiques profondément ancrées dans la culture sénégalaise, jouent certes un rôle de proximité et de réconfort, mais elles révèlent avant tout l'absence d'alternative médicale accessible et crédible dans le système public.

Un tabou social persistant

La santé mentale reste un sujet entouré de silence. Les représentations sociales associées à la "folie" continuent d'alimenter la peur et la stigmatisation. Dans de nombreuses communautés, être atteint d'un trouble mental est encore perçu comme une faiblesse morale, une punition divine ou un signe de possession.

Cette stigmatisation entraîne un double fardeau : celui de la maladie et celui du rejet social. Les familles cachent les malades, les isolent ou retardent leur orientation vers le système de santé. Les femmes, souvent plus exposées à la dépression post-partum ou au stress lié à la précarité, restent particulièrement vulnérables.

Le tabou social nourrit ainsi l'invisibilité épidémiologique : les cas ne sont pas recensés, les besoins ne sont pas exprimés et le problème reste hors du champ des politiques publiques.

Les conséquences d'une offre défaillante : errance, stigmatisation et perte de chances

L'absence d'une véritable infrastructure de santé mentale ne se mesure pas seulement en statistiques, elle se lit dans les visages, les rues et les silences. Chaque jour, des hommes et des femmes atteints de troubles psychiques errent entre les structures de soins, les foyers familiaux et parfois la rue, sans diagnostic précis, sans traitement régulier, souvent sans compréhension de ce qui leur arrive.

Cette errance thérapeutique constitue l'un des drames silencieux de la santé publique sénégalaise. Faute de prise en charge précoce, les troubles psychiques évoluent vers des formes sévères, entraînant désinsertion sociale, marginalisation et rupture familiale. Les épisodes aigus sont parfois gérés dans la violence ou la contrainte, au mépris de la dignité humaine. Dans certains cas, les familles, désemparées, attachent ou isolent leurs proches pour éviter qu'ils ne s'autodétruisent ou ne mettent en danger autrui, un geste de détresse plus que de cruauté.

La stigmatisation sociale demeure omniprésente. Dans de nombreuses communautés, les maladies mentales sont encore interprétées à travers le prisme du mysticisme ou de la malédiction. Être “fou” est perçu comme une honte, un fardeau ou une punition. Ce regard social, souvent dur et sans compassion, décourage le recours aux soins et renforce la dissimulation des troubles. Plus encore que le manque de services, la peur du jugement, éloigne les malades des structures de santé.

Les conséquences cliniques sont tout aussi dramatiques. Les patients arrivent tardivement, souvent après des années d’évolution silencieuse. Les chances de rémission sont alors compromises. Les comorbidités comme les addictions, les maladies chroniques ou les troubles métaboliques ne sont ni dépistées ni traitées. Le coût humain et économique de cette négligence est immense : perte de productivité, désorganisation familiale, surcharge des services d’urgence, et aggravation des inégalités sociales.

V. Un secteur privé : entre contrastes et complémentarités

Depuis deux décennies, le secteur privé s’est imposé comme un acteur incontournable du paysage sanitaire sénégalais. Dans les grandes villes, des cliniques rutilantes, des cabinets spécialisés et des laboratoires ultramodernes séduisent une partie de la population en quête de rapidité, de confort et de technologies de pointe. Cette offre, souvent perçue comme plus efficace que le public, répond à une demande croissante d’une société en pleine transition épidémiologique et démographique.

Toutefois, loin de corriger les inégalités, cette dynamique tend à les accentuer. Les soins privés restent inaccessibles à la majorité des Sénégalais, faute de moyens financiers.

Le coût d’une consultation spécialisée peut varier du simple au triple selon les structures, sans aucune base légale, laissant les usagers démunis face à des tarifs opaques et arbitraires. De plus, la régulation est faible : qualité variable des prestations, absence de continuité avec le secteur public, chevauchement de services sans réelle planification.

Le problème va plus loin car il existe dans le pays des structures privées non autorisées qui exercent pourtant ouvertement. Du cabinet de quartier à la petite clinique, elles délivrent parfois des soins avancés, en dehors de tout cadre officiel. Il n'existe pas, à ce jour, d'organisme connu de tous qui valide, contrôle et publie les autorisations en vigueur des établissements de santé. Aucune cartographie exhaustive et actualisée des structures privées n'est disponible pour le grand public, et la veille sur le renouvellement des autorisations, assortie d'audits réguliers, demeure un angle mort de la gouvernance sanitaire.

Cette absence de contrôle est lourde de conséquences. Sans régulation, le secteur privé devient un espace à la fois d'espoir et de dérive. Il s'agit de l'espoir d'une prise en charge plus rapide et technologique, et de la dérive liée aux abus tarifaires à la qualité inégale des soins et au risque de prodiguer des soins dangereux dans des structures non conformes.

Pourtant, **le privé pourrait être l'un des premiers leviers pour améliorer rapidement l'offre de soins**. En effet, si la formation d'un spécialiste en médecine exige une douzaine d'années, les infrastructures privées, elles, existent déjà, et leur potentiel est immense. Toutefois, ce potentiel ne pourra être mobilisé qu'à travers une articulation claire et équilibrée avec le public.

S'inspirer de modèles internationaux de partenariat public/privé pourrait offrir des solutions adaptées : conventions de délégation de service, contractualisation sur des missions spécifiques (urgences, maternité, dialyse), intégration dans la couverture sanitaire universelle.

En définitive, la question n'est pas de savoir s'il faut accepter ou rejeter le secteur privé. Il est déjà là, puissant, dynamique et incontournable. La vraie question est de savoir comment le réguler, comment l'intégrer et comment en faire un allié plutôt qu'un facteur de désordre. Sans une articulation claire, l'offre de soins privée restera indubitablement une vitrine brillante pour quelques-uns, mais un mirage inaccessible pour la majorité.

VI. Une médecine d'urgence : entre débrouille et résilience

L'urgence, au Sénégal, est souvent un exercice d'équilibriste.

Entre l'ingéniosité des équipes, la solidarité spontanée des communautés et la précarité des moyens disponibles, la médecine d'urgence incarne à la fois la fragilité et la vitalité du système de santé national. Elle révèle ce que le pays a de plus admirable : le dévouement, la réactivité, l'inventivité. Mais aussi ce qu'il a de plus préoccupant : la désorganisation, l'inégalité territoriale et la dépendance logistique. De Dakar à Kédougou, les soignants improvisent souvent avec peu, transformant la débrouille en outil de survie et la résilience en routine quotidienne. C'est dans cette tension permanente entre urgence vitale et urgence structurelle que se joue une part essentielle de l'avenir de la santé publique au Sénégal.

Le Plan stratégique du Centre des Opérations d'Urgence Sanitaire (COUS) 2019-2023 avait marqué une étape importante en affirmant la vision « d'un Sénégal prêt face à toute situation d'urgence sanitaire ». Ce plan visait à renforcer la coordination institutionnelle, la préparation des acteurs, la capacité opérationnelle des structures de soins, ainsi que la résilience communautaire. Cependant, plusieurs objectifs n'ont pu être pleinement atteints : la gouvernance reste fragmentée entre le COUS, le Service d'Aide Médicale Urgente (SAMU) national, les régions médicales et la protection civile, et la chaîne d'intervention demeure incomplète entre le pré hospitalier et l'hospitalier.

La région de Dakar concentre encore la majorité des services d'accueil des urgences (SAU), tandis qu'en dehors de la capitale, la plupart des hôpitaux régionaux et centres de santé fonctionnent avec des plateaux techniques incomplets. Les postes de santé ruraux, souvent en première ligne, se retrouvent démunis face aux urgences obstétricales, traumatiques ou pédiatriques, faute de matériel et de personnel qualifié.

Selon le ministère de la Santé et de l'Action sociale (MSAS, 2022), seuls 43 % des hôpitaux régionaux disposent d'un service d'urgence opérationnel 24 h/24 doté d'au moins un médecin formé à la prise en charge des urgences vitales. Ce déséquilibre territorial reste l'un des principaux obstacles à la promesse d'un accès équitable aux soins.

La filière de médecine d'urgence est encore jeune. Le Diplôme Interuniversitaire de Médecine d'Urgence (DIU-MU), créé en 2018 en partenariat avec l'Université Cheikh Anta Diop et le SAMU national, a permis la formation d'une première génération d'urgentistes, mais leur nombre demeure limité : moins d'une centaine de médecins formés en 2023.

Les infirmiers, techniciens d'urgence et ambulanciers sont rares, souvent réaffectés à d'autres tâches faute de reconnaissance statutaire. Le PNDSS 2019-2028 identifie cette carence comme un frein majeur à la continuité et à la qualité des soins, et recommande la création d'un corps professionnel de techniciens d'urgence et de soins pré-hospitaliers, ainsi qu'un plan de formation continue pour les acteurs de première ligne.

À cette faiblesse humaine s'ajoute un sous-équipement persistant. Plusieurs hôpitaux régionaux ne disposent pas de respirateurs opérationnels ni de matériels de réanimation. L'approvisionnement en médicaments d'urgence est irrégulier, et les circuits de transfert restent longs et coûteux.

Plusieurs initiatives structurantes ont pourtant vu le jour.

Depuis 2017, le Sénégal s'est doté d'un numéro national d'urgence médicale (1515), géré par le SAMU national et rattaché au CHNU de Fann. Le dispositif assure la régulation des appels et la coordination des interventions, mais la couverture nationale reste partielle : les antennes régionales fonctionnent de manière intermittente, et de vastes zones rurales demeurent hors de portée d'une réponse rapide.

De même, les orientations du PNDSS 2019-2028 et du plan stratégique du COUS 2019-2023 convergent vers plusieurs priorités stratégiques :

➢ Institutionnaliser la médecine d'urgence dans la planification sanitaire nationale et les curricula universitaires.

➢ Renforcer le maillage territorial par la création de services d'urgence de référence dans chaque région médicale.

➢ Intégrer la régulation médicale dans le système d'information sanitaire (DHIS2) pour un suivi en temps réel des interventions.

➢ Développer les capacités logistiques : ambulances médicalisées, communication satellitaire, maintenance biomédicale.

➢ Mettre en place un Fonds national d'appui aux urgences médicales, pour assurer la pérennité du financement des équipements et de la formation.

➢ Renforcer la collaboration intersectorielle (santé, intérieur, armées, protection civile) et régionale (CEDEAO, OOAS).

Le Sénégal dispose ainsi des cadres stratégiques : PNDSS 2019-2028, plan du COUS 2019-2023, et régulation du SAMU 1515, pour bâtir un système d'urgence moderne et équitable. Ce qu'il manque encore, c'est la traduction opérationnelle de ces ambitions : des investissements stables, des équipes motivées, et une gouvernance coordonnée entre le COUS, le SAMU et les établissements hospitaliers.

La planification des grands rassemblements comme le Magal de Touba illustre ce paradoxe : la mobilisation exceptionnelle des équipes sanitaires masque une faible institutionnalisation du dispositif, dépendant chaque année d'arrangements circonstanciels, de budgets spéciaux et de partenariats temporaires. Cette approche, centrée sur l'urgence immédiate, ne garantit pas la continuité des capacités régionales une fois l'événement passé.

Enfin, le manque de données consolidées sur la morbidité, les délais d'intervention et les coûts réels des urgences limite la capacité d'évaluation et d'ajustement.

Le Sénégal a donc franchi l'étape de la planification, mais pas encore celle l'opérationnalisation des réformes. Tant que la gestion des urgences reposera sur des réflexes ponctuels plutôt que sur une stratégie territoriale cohérente, la médecine d'urgence restera un symbole de résilience, plus qu'un modèle d'efficacité structurée.

VII. Un secteur informel et traditionnel : l'ombre et la proximité

En marge du système officiel, un autre univers de soins prospère et attire toujours des foules : celui du **secteur traditionnel et informel**. Dans les villages reculés comme dans certains quartiers populaires des villes, il constitue bien souvent la première porte d'entrée dans le parcours de soins. Guérisseurs, tradipraticiens, marabouts, vendeurs de plantes ou de médicaments non homologués, tous occupent une place déterminante dans l'imaginaire collectif et dans la pratique quotidienne des Sénégalais.

Cette fréquentation massive ne s'explique pas seulement par l'absence d'alternatives modernes. Elle répond à une double logique culturelle et économique. Culturelle, parce que la médecine traditionnelle est profondément enracinée dans les croyances, les savoirs ancestraux et les solidarités communautaires. Économique, parce que les consultations y sont accessibles, voire symboliques, dans un pays où le coût des soins modernes peut être un frein à leur accès.

Si elle est ancrée, cette réalité n'est pas sans risques. Elle expose les patients à des retards de diagnostic, à des complications évitables, parfois à des drames irréversibles. Trop de maladies curables se transforment en affections chroniques faute d'avoir été prises en charge à temps. Trop de vies basculent parce qu'un cancer, une tuberculose ou une grossesse compliquée ont été confiés trop longtemps à des mains bienveillantes mais inadaptées.

Le plus inquiétant est que ce secteur, bien qu'omniprésent, reste hors de toute régulation. Nulle instance ne définit clairement ses contours, n'évalue ses pratiques, n'intègre ses acteurs dans une logique de complémentarité. Le tradipraticien est toléré, parfois respecté, mais jamais encadré. Or, fermer les yeux ne supprime pas la réalité : ce comportement maintient une zone grise où prospèrent à la fois des savoirs précieux et des dérives dangereuses.

L'absence d'intégration de ce secteur dans la gouvernance sanitaire sénégalaise est sans doute l'un de ses angles morts les plus criants. Effectivement, au lieu de l'ignorer ou de le combattre, il faudrait l'organiser, le canaliser et l'articuler. Définir un cadre où certaines pratiques validées pourraient cohabiter avec la médecine moderne, où les tradipraticiens seraient formés à reconnaître les signes d'alerte et à référer vers l'hôpital où la complémentarité remplacerait la concurrence.

Ne pas intégrer le secteur traditionnel, c'est condamner une partie du système de santé à rester souterraine, parallèle, incontrôlée. L'intégrer, c'est au contraire reconnaître une réalité sociale et culturelle incontournable, et la transformer en atout au lieu de la subir comme un danger.

CHAPITRE 4

LA QUALITÉ
ET LA SÉCURITÉ DES SOINS

Les drames sanitaires qui ont endeuillé le Sénégal ces dernières années ne sont pas de simples accidents isolés. Ils portent la marque d'une faille plus profonde, celle de la qualité et de la sécurité des soins. Les décès évitables liés à des négligences, des ruptures de matériel ou des erreurs de prise en charge rappellent que le problème ne se limite pas à l'accessibilité financière. Il touche au cœur même de la confiance qu'une population peut accorder à son système de santé. Comment croire en l'hôpital, sanctuaire censé sauver des vies, lorsque l'on risque d'y perdre la sienne à cause d'une défaillance humaine ou organisationnelle ? La qualité devrait être l'axe cardinal de toute gouvernance sanitaire, bien au-delà des infrastructures et des plans de financement.

Malgré des avancées réelles, le pays reste marqué par une réalité que l'on espérait dépassée. Les indicateurs issus du dernier Recensement Général de la Population et de l'Habitat (RGPH-5) montrent un système de santé encore fragile, où les progrès peinent à suivre le rythme des besoins. Les données, pourtant rares et souvent entachées d'incomplétudes, sont sans appel. En 2023, le pays enregistrait un **rapport de mortalité maternelle de 213 décès pour 100 000 naissances vivantes**, un niveau parmi les plus élevés de la sous-région, avec de fortes disparités entre régions. Chez les enfants, le tableau n'est guère plus rassurant : la **mortalité infantile s'établit à 48,3 ‰**, soit près d'un enfant sur vingt décédant avant son premier anniversaire, un risque encore accentué en milieu rural (52,7 ‰) et dans les régions les plus vulnérables comme Ziguinchor, Kolda ou Sédhiou.

Ces statistiques reposent sur des systèmes d'information fragmentaires, souvent manuels, sans véritable informatisation, ce qui empêche une analyse fine des causes et des dynamiques. On se contente trop souvent de multiplier les programmes et de poser de nouvelles structures, sans évaluer leur impact réel.

Les carences nutritionnelles viennent encore assombrir ce tableau, rappelant combien la vulnérabilité alimentaire demeure un déterminant majeur de la santé au Sénégal. Les résultats de l'Enquête Démographique et de Santé Continue (l'EDSC-Continue 2023) montrent que 18 % des enfants de moins de cinq ans souffrent d'un retard de croissance, ce qui traduit une malnutrition chronique persistante, et 10 % présentent une émaciation, signe de malnutrition aiguë, parfois létale en l'absence d'une prise en charge rapide. Par ailleurs, 16 % des enfants sont en insuffisance pondérale, un indicateur qui combine les effets de la sous-alimentation aiguë et chronique.

Chez les femmes en âge de procréer, les vulnérabilités sont tout aussi marquées. Si 95 % d'entre elles déclarent avoir reçu une supplémentation en fer pendant la grossesse, plus de la moitié ne la prennent pas sur la durée recommandée. À cela s'ajoute une diversité alimentaire minimale très faible, reflet des contraintes économiques et de l'insuffisance de l'éducation nutritionnelle.

Le paludisme reste endémique, modulé par les cycles de pluie, et demeure un fléau pour les enfants. Les infections infantiles, continuent également d'occuper les premières places parmi les causes de décès avant cinq ans, comme le confirmait encore récemment le congrès national de pédiatrie.

Chaque décès maternel, chaque enfant perdu à la naissance ou fauché par une maladie évitable agit comme un rappel douloureux. La victoire contre les maladies transmissibles et la mortalité évitable n'est pas acquise, elle reste un combat à poursuivre, à réinventer et à mener avec lucidité.

Le système de santé sénégalais s'est longtemps focalisé sur l'extension de l'offre de soins (construction de structures, lancement de programmes verticaux, recrutement de soignants), mais la qualité de la prise en charge est restée au second plan. Le succès d'un système ne se mesure pourtant pas uniquement au nombre d'hôpitaux ou de lits disponibles, mais à la capacité de ces structures à offrir des soins sûrs, efficaces, centrés sur le patient. Les dimensions des défaillances de la qualité des soins sont multiples mais j'ai pu en analyser quelques-unes.

I. Défaillances organisationnelles

Dans beaucoup de structures sanitaires, la prise en charge des malades repose encore sur l'intuition ou l'expérience individuelle, plutôt que sur des protocoles cliniques clairs et partagés. Là où des référentiels existent, ils demeurent trop souvent des parchemins oubliés, rangés dans des tiroirs, rarement appliqués et encore moins évalués. Le contrôle interne, qu'il s'agisse d'audits cliniques, de revues de morbidité et mortalité ou de suivi rigoureux des indicateurs de qualité, est quasi absent. Sans mémoire, sans retour critique, le système répète ses erreurs comme une ritournelle tragique.

À cette fragilité se superpose une désorganisation des parcours de soins qui confine à l'errance. Le malade, au lieu d'être accompagné dans un itinéraire fluide et coordonné, chemine à tâtons dans les méandres administratifs. Il passe d'un service à l'autre, multiplie examens et consultations, souvent redondants, parfois contradictoires, toujours coûteux en temps et en argent. Dans les situations d'urgence, ces retards deviennent des gouffres. Ce sont des minutes qui s'égrènent, des pronostics qui s'assombrissent, des vies qui basculent.

C'est surtout face aux maladies chroniques que ces carences se révèlent dans toute leur cruauté. Alors que le Sénégal est entré dans la phase épidémiologique des pathologies non transmissibles, aucun parcours type n'existe pour accompagner le malade.

Le diabète illustre avec acuité la progression silencieuse des maladies non transmissibles au Sénégal. Selon l'enquête STEPS, menée par le ministère de la Santé et de l'Action sociale en partenariat avec l'OMS, la prévalence du diabète atteint 3,4 % chez les adultes âgés de 18 à 69 ans, soit près d'un demi-million de Sénégalais. Mais derrière ces chiffres se cache une réalité plus préoccupante encore : la majorité de ces patients ne bénéficie ni d'un suivi programmé, ni d'une éducation thérapeutique régulière. À peine 60 000 personnes diabétiques seraient actuellement suivies dans les structures de santé, révélant un fossé criant entre diagnostic et accompagnement.

Ce constat ne concerne pas le seul diabète. Il s'inscrit dans une toile plus large : celle des maladies non transmissibles (MNT), devenues la première cause de mortalité lente et silencieuse dans le pays.

L'enquête STEPS révèle toujours qu'un adulte sur trois souffre d'hypertension artérielle (29,8 %), souvent méconnue et non traitée. L'OMS estime que moins d'un quart des hypertendus sénégalais reçoivent un traitement régulier, et qu'à peine 12 % ont une pression artérielle effectivement contrôlée. Cette maladie “invisible”, banale en apparence, est pourtant à l'origine de la plupart des accidents vasculaires cérébraux, insuffisances cardiaques et atteintes rénales chroniques observées dans les hôpitaux.

À cela s'ajoute la montée progressive des cancers, longtemps perçus comme des pathologies rares. D'après les estimations Globocan 2022, le Sénégal enregistre environ 12 000 nouveaux cas de cancer chaque année, dont près de 8 000 décès. Les cancers du sein (18 % des cas) et du col de l'utérus (15 %) dominent nettement le tableau féminin, tandis que les cancers de la prostate, du foie et du poumon prédominent chez les hommes. Moins d'un tiers des patients accèdent à un diagnostic précoce ou à un traitement complet, souvent faute d'équipement, de spécialistes ou de couverture financière adéquate.

Le diabète, l'hypertension et les cancers ne sont plus des menaces isolées : ils forment un socle silencieux de vulnérabilité collective, nourri par la sédentarité, le déséquilibre nutritionnel, le stress social et l'absence de prévention structurée.

Les parcours de rééducation et de réadaptation post-AVC demeurent insuffisamment structurés et inégalement accessibles. Le ministère de la Santé rappelle qu'il n'existe pas encore de données nationales consolidées sur les AVC, et que l'organisation de la filière (du diagnostic précoce à la rééducation précoce puis au suivi ambulatoire) reste un enjeu prioritaire. Les normes officielles soulignent pourtant que la rééducation doit débuter dès les premières heures d'hospitalisation et se poursuivre en centre spécialisé puis à domicile.

Ainsi, chaque année, un grand nombre de patients post-AVC sortent des hôpitaux sans programme de réhabilitation, livrés à eux-mêmes, dépendant de la débrouillardise de leurs proches.

Les accidentés de la route, les amputés, les enfants atteints de paralysie cérébrale, les blessés médullaires sont tous privés de la possibilité de retrouver une autonomie partielle grâce à des soins adaptés. Faute de centres spécialisés et de professionnels en nombre suffisant, ces patients basculent prématurément dans l'invalidité, avec pour seule béquille le soutien familial. La réadaptation, qui ailleurs rend la dignité, ici reste une promesse non tenue.

À l'autre extrémité de la vie, les personnes âgées apparaissent comme les grandes oubliées du système. Pourtant, la pyramide des âges se transforme silencieusement. Cependant, nulle anticipation ne prépare ce basculement. La spécialité gériatrique est peu développée : aucun parcours global n'est réellement établi pour la prise en charge de la fragilité, de la polypathologie et de la dépendance. Les soins palliatifs, eux aussi, demeurent embryonnaires. Des milliers de patients en fin de vie meurent chaque année dans la douleur, faute de morphiniques accessibles, faute d'unités dédiées, faute d'une politique nationale assumée. Ici encore, ce sont les familles, héroïques mais épuisées, qui portent seules le fardeau de la souffrance et de la mort.

Ainsi un tableau sombre se dessine, celui d'un système où chaque patient ressemble à un navigateur solitaire perdu sur une mer agitée, sans carte, sans boussole, sans phare pour guider son chemin. Peu à peu, ce qui devrait être un système organisé de soins, prévention et accompagnement, se réduit à une lutte quotidienne pour ne pas sombrer.

II. La prévention : un potentiel inexploité au Sénégal

Au Sénégal, la prévention s'est historiquement construite autour de deux axes : la lutte contre les maladies infectieuses et la réduction de la mortalité maternelle et infantile. Ces priorités répondaient à une urgence vitale et ont permis des avancées indéniables.

Ainsi, le dépistage demeure sporadique, limité à quelques pathologies emblématiques comme le VIH ou la tuberculose. Ces campagnes, souvent impulsées par des programmes internationaux, ont permis des avancées notables. Mais elles laissent dans l'ombre l'essentiel du fardeau sanitaire contemporain, les maladies chroniques. Dans bien des quartiers, lorsqu'il existe, le dépistage de l'hypertension ou du diabète est organisé à titre bénévole, par des associations locales ou de simples volontaires, sans protocole structuré, sans suivi réel, et sans impact durable.

Cette situation devient dramatique face à l'incidence exponentielle de certaines pathologies. L'insuffisance rénale chronique, par exemple, explose dans les hôpitaux sénégalais, remplissant les services de néphrologie et multipliant la demande en séances de dialyse. Les accidents vasculaires cérébraux, eux, frappent de plus en plus tôt, privant des familles entières de leur pilier économique et social. Certains cancers tels que ceux du col de l'utérus ou de la prostate, continuent d'être diagnostiqués à des stades tardifs, alors même que des méthodes de dépistage simples et peu coûteuses existent.

Il est profondément contradictoire de multiplier l'installation de générateurs de dialyse, avec tout ce que cela implique en coût, en logistique et en dépendance technologique, sans pour autant investir avec la même vigueur dans la prévention et le suivi précoce des deux principales causes de l'insuffisance rénale : le diabète et l'hypertension artérielle. La médecine sénégalaise se retrouve ainsi à réparer ce qui aurait pu être évité, au prix d'une saignée budgétaire et d'un drame humain.

D'autres exemples viennent renforcer ce constat. Dans la lutte contre les cancers féminins, les campagnes de dépistage du col de l'utérus sont trop rares et mal coordonnées, alors qu'une simple inspection visuelle avec acide acétique (IVA) pratiquée à grande échelle comme au Rwanda ou en Zambie pourrait sauver des milliers de vies. Dans le cas du cancer du sein, l'autopalpation et l'examen clinique systématique lors des consultations prénatales ou postnatales permettraient de détecter précocement des nodules suspects. Pourtant, ces gestes simples ne sont pas systématisés.

De même, dans le domaine cardiovasculaire, combien de patients arrivent aux urgences après un infarctus ou un AVC sans avoir jamais eu leur tension artérielle mesurée de façon régulière ? Là où la médecine devrait être anticipatrice, elle reste trop souvent réparatrice, intervenant à un stade où le coût humain et financier est maximal.

La mise en place de programmes nationaux de dépistage systématique du diabète, de l'hypertension, de l'insuffisance rénale, des cancers prioritaires, doit être une urgence sanitaire. Elle ne saurait être laissée à l'initiative isolée des volontaires, mais doit s'inscrire dans une stratégie structurée, dotée de ressources, et évaluée par des indicateurs clairs. Le dépistage, s'il devient routinier, intégré dans les écoles, les lieux de travail, les marchés, les lieux de culte, pourrait transformer radicalement le paysage sanitaire.

III. Et si on parlait de la prévention environnementale ?

On oublie trop souvent que la santé commence bien avant l'hôpital ou le centre de santé. Elle s'enracine dans l'air que l'on respire, dans l'eau que l'on boit, dans les quartiers où l'on grandit et dans les déchets que l'on tolère à proximité de nos habitations. Au Sénégal, ces dimensions fondamentales de la prévention restent encore reléguées au second plan, comme si elles relevaient d'une autre sphère que celle de la santé publique. Pourtant, leur impact est massif et quotidien.

La gestion des déchets constitue une plaie béante. Dans de nombreux quartiers de Dakar comme dans les villes de l'intérieur, les ordures s'accumulent à ciel ouvert, favorisant la prolifération des moustiques, des rats et des germes. Les dépotoirs sauvages deviennent des foyers permanents de maladies, transformant les espaces de vie en menaces sanitaires. Réhabiliter la prévention environnementale, c'est penser la collecte et le traitement des déchets comme une mesure de santé publique autant que d'esthétique urbaine.

L'assainissement, lui aussi, reste un parent pauvre. Dans certains villages et quartiers périurbains, les latrines insuffisantes ou défectueuses contraignent encore les habitants à des pratiques d'excrétion à l'air libre. Ces réalités favorisent la contamination des nappes phréatiques, la propagation du choléra ou des parasitoses intestinales. La prévention exige ici d'intégrer la construction de systèmes d'assainissement modernes dans toute politique d'urbanisation ou de développement rural.

À ces problèmes traditionnels s'ajoutent désormais les défis contemporains. La pollution de l'air, longtemps perçue comme une menace lointaine, asphyxie déjà les grandes villes sénégalaises. Entre les fumées des véhicules usés, l'incinération des déchets plastiques et les poussières fines issues des carrières ou du sable sahélien, les habitants respirent un air saturé de particules nocives. Les maladies respiratoires chroniques, l'asthme, les infections pulmonaires en sont les conséquences visibles. De même, l'exposition croissante à des produits toxiques (pesticides agricoles, solvants industriels, métaux lourds) introduit dans le quotidien des risques silencieux, responsables de cancers ou de perturbations métaboliques.

Ainsi, la prévention ne doit plus se résumer à des slogans ou à des journées symboliques, mais à une action continue, méthodique, qui donne à chaque citoyen la possibilité de connaître son état de santé et d'agir avant que la maladie ne s'impose comme une fatalité.

IV. Formation continue : le maillon oublié

Un hôpital, quel que soit son équipement, n'est rien sans ses personnels. La véritable richesse d'un système de santé réside moins dans ses briques et son béton que dans les compétences et l'engagement de ses soignants. Au Sénégal, cette vérité a été trop longtemps négligée. La formation continue, pilier essentiel de tout système sanitaire moderne, reste marginale, presque absente, comme si l'on croyait qu'un diplôme, une fois obtenu, suffisait pour toute une carrière. Les causes de cette carence sont multiples et structurelles.

Des facultés qui se multiplient, mais sans colonne vertébrale pratique

Le pays a vu fleurir les facultés de médecine et les écoles de santé, brandies comme le signe d'un dynamisme académique en plein essor. Mais derrière cette effervescence se cache une fragilité profonde : celle du manque de pratique réelle.

Les amphithéâtres débordent d'étudiants, tandis que les terrains cliniques se raréfient, souvent mal encadrés, mal outillés, débordés. Les futurs soignants apprennent davantage dans les manuels que dans les salles d'hôpital, mémorisant les maladies sans les avoir vues, récitant les gestes qu'ils n'ont jamais accomplis.

Ainsi se forme une génération de médecins instruits mais démunis, porteurs d'un savoir théorique solide mais privés de cette part irremplaçable de la médecine : l'expérience du réel, l'intuition du vivant, la justesse du geste.

Le désert paramédical

Le déséquilibre est encore plus flagrant du côté des paramédicaux : Infirmiers, sages-femmes, techniciens de laboratoire, manipulateurs radio. Tous ces métiers qui forment la colonne vertébrale d'un système de santé restent en nombre insuffisant et trop peu valorisés.

Pendant que l'on multipliait les cases de santé sur la carte du pays, on négligeait de former celles et ceux qui devaient leur donner vie. Le résultat est paradoxal : des infrastructures qui s'élèvent, parfois flambant neuves, mais qui demeurent inanimées, faute de bras compétents pour accueillir, soigner et accompagner.

Selon le ministère de la Santé et de l'Action sociale (MSAS, 2020), le pays comptait à peine 3 799 infirmiers en activité dans le secteur public, soit environ 2,3 infirmiers pour 10 000 habitants à l'échelle nationale. Ce chiffre est corroboré par les estimations de l'Agence nationale de la statistique et de la démographie (ANSD, 2022-2023), qui rappellent qu'il n'existe en moyenne qu'un infirmier pour 5 000 habitants, un ratio qui reste dramatiquement éloigné des standards internationaux.

Même en additionnant les sages-femmes d'État, la densité combinée infirmiers-sages-femmes ne dépasse guère 3 à 4 pour 10 000 habitants. Ces chiffres situent le Sénégal très en deçà du seuil de 23 professionnels de santé (médecins, infirmiers et sages-femmes) pour 10 000 habitants fixé par l'OMS comme minimum requis pour garantir la couverture universelle des soins de base.

À cette pénurie structurelle s'ajoute une nouvelle dérive : la multiplication anarchique d'écoles privées de formation paramédicale. Ces établissements fleurissent partout dans le pays, attirant des cohortes d'étudiants, mais sans contrôle rigoureux du contenu pédagogique ni de la qualité de l'encadrement. Beaucoup délivrent des diplômes sans réelle garantie de compétence, alimentant un marché saturé de jeunes diplômés mal préparés. Dans le même temps, les structures publiques de formation avancent à pas lents : quotas réduits, moyens limités, filières saturées. Cette lenteur contraste violemment avec l'urgence des besoins et laisse s'élargir le gouffre entre la demande en ressources humaines qualifiées et l'offre réelle de formation.

La logique semble inversée, construire d'abord, former ensuite, et parfois ne jamais former. Le pays s'enorgueillit de ses centres de santé, mais que vaut une case sans infirmier qualifié, une maternité sans sage-femme, un laboratoire sans technicien ?

Une médecine qui se fige

Quand bien même les soignants sont présents, ils travaillent souvent avec des connaissances figées dans le temps. La médecine évolue vite, les pathologies se transforment, les protocoles changent. Faute de formation continue, l'infirmier, le médecin, la sage-femme restent prisonniers de ce qu'ils ont appris à leurs débuts, parfois vingt ou trente ans plus tôt. Les techniques s'ossifient, les gestes se répètent sans être réinterrogés, et l'écart se creuse entre les pratiques locales et les standards internationaux.

Il serait injuste de dire que le pays ne réfléchit pas à sa santé : les congrès médicaux et paramédicaux existent, et certains rassemblent chaque année des professionnels venus de tout le territoire. Mais ces espaces peinent encore à devenir des lieux d'analyse critique des pratiques. Les programmes affichés témoignent souvent d'un tropisme académique : exposés magistraux, revues théoriques de pathologies, présentations de recherches descriptives… mais très peu d'ateliers dédiés aux pratiques avancées, à la qualité des soins, ou à l'analyse fine des déterminants de santé. Les congrès listés dans l'agenda scientifique sénégalais (Santé Tropicale, 2024-2025) confirment cette tendance : beaucoup de savoirs « exposés », peu de savoirs « discutés ».

Rares, par exemple, sont les sessions consacrées aux **revues de morbidité et de mortalité**, pourtant essentielles pour améliorer la sécurité des patients. Là où d'autres pays en ont fait un rituel incontournable, ces revues restent au Sénégal exceptionnelles et parfois perçues comme des mises en accusation plutôt que comme des outils de progrès. Pourtant, les données disponibles montrent combien elles seraient nécessaires. Une étude menée à Dakar sur la mortalité néonatale, avec un taux de décès de **84,3 % chez les nouveau-nés de moins de 1000 g** (Clinical Medicine, 2022), souligne que les moyens limités et les difficultés de prise en charge ne peuvent être compris ni améliorés sans analyse systématique des erreurs et des processus. Selon les données du RGPH-5 publiées par l'ANSD en 2023, le niveau de déclaration des décès à l'état civil est évalué à 45,7 % contre 38,1 % pour les décès non déclarés. Ce déficit majeur de notification fragilise la qualité des données de santé et limite la capacité du pays à analyser finement ses causes de mortalité.

En conséquence, une partie de la production scientifique nationale demeure déconnectée des réalités quotidiennes des patients. Ainsi les congrès, au lieu de devenir des tremplins vers des pratiques plus sûres, plus efficaces et plus équitables, peinent encore à jouer pleinement leur rôle de catalyseurs de changement.

Il est pourtant illusoire d'espérer bâtir un système de santé efficace sans investir dans la formation des hommes et des femmes qui en sont le cœur battant. L'heure n'est plus à multiplier les amphithéâtres ou les cases de santé pour la photo officielle, mais à repenser en profondeur l'apprentissage, à lui donner un ancrage pratique, à valoriser les professions paramédicales et à instaurer une culture vivante de la formation continue. Un diplôme ne protège pas un malade : seul un savoir sans cesse remis à jour, incarné par des soignants compétents et accompagnés, peut donner au système sanitaire sa véritable crédibilité.

V. Défaillances techniques et matérielles

À ces fragilités humaines et organisationnelles viennent se greffer des carences matérielles récurrentes. Les ruptures de médicaments essentiels font régulièrement la une des journaux. **Les antibiotiques, antipaludiques, produits anesthésiques ou encore oxygène sont souvent absents là où ils devraient être vitaux**. **Ces ruptures peuvent aller jusqu'à toucher les solutions isotoniques**. Chaque rupture signe une condamnation silencieuse, souvent pour les plus vulnérables.

L'exemple des maternités est révélateur : une simple indisponibilité d'ocytocine, utilisée pour prévenir les hémorragies du post-partum, multiplie par deux le risque de décès maternel. L'absence de morphiniques oblige certains services à laisser souffrir des malades cancéreux en phase terminale. Quand l'oxygène vient à manquer, un asthmatique sévère ou un nouveau-né en détresse respiratoire ne dispose d'aucune alternative, si ce n'est la prière d'une issue miraculeuse.

Les équipements, lorsqu'ils existent, sont trop souvent défectueux, faute de maintenance. Les services de néonatologie comptent des incubateurs qui ne fonctionnent plus, laissant les prématurés exposés aux infections ou à l'hypothermie. En réanimation, un respirateur hors service condamne un lit à rester vide, alors même que la demande est critique. Dans certains hôpitaux régionaux, les moniteurs cardiaques restent éteints pendant des mois, faute de pièces de rechange, transformant une unité censée surveiller en continu les signes vitaux en simple salle d'hospitalisation passive.

Cette fragilité est accentuée par une dépendance chronique aux dons ponctuels. De nombreux appareils, offerts par des organisations internationales ou des collectivités étrangères, arrivent sans plan de maintenance, sans pièces détachées ni techniciens formés. Résultat : un scanner flambant neuf peut tomber en panne après quelques mois d'utilisation et rester inutilisable pendant des années, faute de budget pour sa réparation. Des concentrateurs d'oxygène donnés dans le cadre de la lutte contre la COVID-19 se sont retrouvés hors service au bout de quelques mois, non parce qu'ils étaient inutiles, mais parce qu'aucun dispositif durable d'entretien n'avait été prévu.

Les impacts de ces carences sur la qualité des soins sont objectivables. Les ruptures de médicaments entraînent une augmentation des taux de mortalité maternelle et infantile, aggravent la résistance aux antibiotiques lorsque les patients interrompent leurs traitements, et compromettent la confiance des populations dans le système de santé. Les pannes d'équipements se traduisent par un allongement des délais de diagnostic, une multiplication des transferts vers des centres mieux équipés, parfois à des centaines de kilomètres, et un renchérissement global du coût des soins pour les familles comme pour l'État. Plus grave encore, elles alimentent la défiance : un malade qui voit son examen annulé pour cause de panne perd foi dans l'hôpital public et se tourne vers des solutions privées onéreuses, ou vers le secteur informel.

Ainsi, derrière chaque médicament absent et chaque machine en panne, ce sont des trajectoires de soins interrompues, des vies compromises, et une qualité de prise en charge qui se dégrade de façon tangible et mesurable.

VI. Défaillances de gouvernance et de supervision

La qualité des soins ne saurait se réduire à une affaire de procédures techniques. Elle relève avant tout d'une stratégie de gouvernance. Les fragilités déjà décrites au sommet de la pyramide sanitaire, là où s'élaborent les orientations et s'impulsent les réformes, descendent inexorablement et contaminent toute la base. **Lorsque la tête vacille, c'est tout le corps qui chancelle**.

Trop souvent, les structures de soins échappent à une véritable reddition de comptes. Les échecs, parfois dramatiques, ne donnent lieu à aucune enquête approfondie. Un décès évitable, une négligence grave, une erreur de diagnostic ou un retard de prise en charge se traduisent au mieux par une sanction hâtive de quelques individus par suspension, mutation, parfois un blâme administratif. Ces mesures étant plus destinées à calmer l'opinion publique qu'à corriger les causes profondes.

L'institution, elle, sort indemne de ses fautes. Le pays, de surcroît, ne dispose pas d'instances indépendantes capables d'évaluer objectivement la qualité et la sécurité des soins. Cette absence prive le système de transparence et empêche toute correction structurelle. Là où certains pays ont mis en place des hautes autorités de santé ou des agences nationales de sécurité des soins, capables d'émettre des recommandations contraignantes et de suivre leur application, nous restons prisonniers d'une opacité qui entretient la répétition des drames.

À ce défaut de contrôle s'ajoute une fragmentation chronique de la gouvernance. Les programmes verticaux se multiplient, chacun financé par un bailleur différent, chacun porté par une unité spécifique du ministère ou une ONG, mais rarement articulés dans une logique cohérente avec les priorités sanitaires de la population. Ainsi, on bâtit des stratégies ambitieuses contre le paludisme, la tuberculose ou le VIH, pendant que la médecine de base manque de stéthoscopes et que les soins obstétricaux d'urgence restent hors de portée pour des milliers de femmes. Chaque programme, si louable soit-il, ajoute une pièce au puzzle, mais personne ne veille à ce que l'ensemble prenne sens. L'édifice ressemble moins à une architecture pensée qu'à un assemblage précaire, vulnérable à la moindre secousse.

Les crises sanitaires récentes ont cruellement révélé ces failles. La pandémie de COVID-19 a mis à nu la lenteur de la réaction, l'absence de données fiables et actualisées, la difficulté à mobiliser rapidement les ressources humaines et logistiques. Les files d'attente pour des tests ou des vaccins, les ruptures de masques et de respirateurs, l'improvisation permanente dans la réorganisation des services ont mis à nu un système qui s'adapte plus par débrouillardise individuelle que par vision stratégique. L'alerte à la variole simienne, plus récente et d'ampleur moindre, a pourtant ravivé les mêmes constats : incapacité à centraliser l'information, lenteur à diffuser des directives claires, faiblesse de la coordination entre acteurs nationaux et partenaires extérieurs.

Nous pouvons dégager de cette présentation une leçon amère mais incontournable : la gouvernance sanitaire ne peut se réduire à gérer des urgences successives ni à juxtaposer des initiatives isolées. Elle doit assumer un rôle de chef d'orchestre, garantissant la cohérence, la transparence et la responsabilité de l'ensemble. Sans cela, la pyramide des soins restera une construction fragile, minée par ses fissures internes, incapable de porter le poids des besoins croissants d'une population jeune, nombreuse, mais aussi de plus en plus exigeante.

VII. Au total : un constat implacable

La qualité des soins au Sénégal souffre à la fois d'un manque de rigueur organisationnelle, d'une fragilité humaine, de carences techniques et d'une gouvernance hésitante. Ces défaillances ne sont pas de simples notions théoriques. Elles s'incarnent dans des drames quotidiens, se traduisent par des vies perdues, des familles endeuillées et une confiance brisée entre les citoyens et leurs structures de santé.

L'hôpital, lieu qui devrait être un sanctuaire de sécurité et d'espoir, se transforme parfois en espace de crainte et d'incertitude. Trop de patients franchissent ses portes sans garantie que leurs souffrances seront soulagées, et trop de familles repartent avec des blessures plus profondes qu'à leur arrivée. Cette réalité ne relève pas du hasard, mais d'un système où l'insuffisance d'organisation, l'absence de contrôle rigoureux et la désarticulation des parcours de soins font obstacle à l'exigence première : soigner avec qualité et dignité.

La reconstruction ne saurait donc se limiter à ériger de nouveaux murs ou à inaugurer des équipements clinquants. Elle appelle une réforme profonde, touchant à l'essence même des pratiques professionnelles et des choix de gouvernance. Elle exige la mise en place d'une culture de responsabilité où chaque acteur, du médecin au gestionnaire et du soignant au décideur politique, est comptable de ses décisions et de leurs conséquences. Elle requiert une volonté politique affirmée, inscrivant la qualité et la sécurité non comme un supplément de luxe, mais comme le socle incontournable de tout projet sanitaire.

En effet, un système de santé ne se mesure pas uniquement au nombre de lits disponibles ou à la surface des infrastructures construites. Il se juge à la capacité de chacun de ces lits à protéger, soulager et sauver la vie qui lui est confiée. C'est là le véritable indicateur de performance, celui qui distingue les nations qui considèrent la santé comme un droit inaliénable de celles qui la réduisent à un privilège aléatoire.

CHAPITRE 5

L'INFORMATION SANITAIRE ET LA DIGITALISATION

Un adage universel dit : **« ce qui n'est pas mesuré ne peut être amélioré ».**

Le Sénégal illustre malheureusement cette vérité. Le pays souffre encore d'un déficit chronique en matière de données de santé. Trop souvent, celles-ci sont incomplètes, fragmentées ou disponibles trop tard pour éclairer des décisions qui, pourtant, engagent la vie de millions de citoyens.

Le déploiement d'outils numériques tels que le PMSI ou le dossier médical informatisé progresse, certes, mais à un rythme hésitant, irrégulier, parfois décourageant. Les obstacles sont multiples : interopérabilité insuffisante des systèmes, formation inadaptée des utilisateurs, fragilité persistante en matière de cybersécurité.

Dans un monde où l'information constitue la clé de voûte des systèmes performants, ce retard fait peser une lourde hypothèque sur la gouvernance sanitaire du pays. L'absence de données fiables, exhaustives et accessibles empêche tout pilotage stratégique et toute anticipation pertinente des besoins. Le système de santé s'en trouve doublement fragilisé : vulnérable face aux crises et incapable de planifier équitablement ses ressources.

La pandémie de COVID-19 a mis en lumière ces lacunes. Dès lors, l'informatisation n'est plus une option technologique. Elle est une nécessité vitale, un pilier incontournable des systèmes de santé performants.

Sans une vision claire et actualisée des volumes d'activité, des pathologies et des besoins réels, l'allocation des ressources reste approximative, guidée par l'intuition ou la pression politique plutôt que par des faits. De la planification nationale jusqu'à la répartition interne des moyens dans un hôpital, l'équité ne peut naître que de la transparence des chiffres. Les données de morbi-mortalité, finement analysées, doivent devenir la première variable d'arbitrage dans l'allocation des moyens. Elles sont la clé pour comprendre la lourdeur et la complexité des prises en charge, mais aussi pour orienter les actions de prévention, cibler les populations vulnérables et améliorer l'efficience du système.

Le Sénégal dispose pourtant d'un atout majeur, une population qui a adopté le numérique avec une rapidité remarquable, toutes classes sociales confondues (téléphonie mobile, services financiers digitaux, réseaux sociaux). Le digital est devenu une réalité quotidienne. Toutefois, cet élan qui aurait pu être un formidable levier pour la santé reste paradoxalement sous-exploité là où il est le plus vital.

L'informatisation des soins doit donc être envisagée non comme une formalité technique, mais comme une révolution organisationnelle et culturelle. Elle peut améliorer à la fois la qualité et la coordination des prises en charge, à condition qu'elle s'inscrive dans une vision claire et un cadre réglementaire solide. Ce cadre doit définir le contenu, l'utilisation, la transmission et la conservation des données, tout en garantissant la confidentialité des informations personnelles, sans laquelle la confiance des patients ne pourra être obtenue.

Il faut surtout comprendre que l'informatisation ne saurait se limiter à l'enregistrement de quelques variables techniques décrivant des actes ou des maladies. Elle doit devenir une base vivante et stratégique, capable d'apporter des réponses concrètes à plusieurs niveaux :

– Une planification équitable des soins et une allocation rationnelle des ressources, en identifiant avec précision ce qui est couvert et ce qui reste à couvrir ;

– Une surveillance épidémiologique complète et continue, intégrant non seulement les données médicales mais aussi les déterminants sociaux, sociétaux et environnementaux de la santé ;

– Une évaluation rigoureuse de la performance des établissements, grâce à des indicateurs fiables, mesurables et comparables.

I. Exemple d'une intégration nationale : Le Rwanda

Le Rwanda a très tôt compris que la renaissance de son système de santé passerait par la donnée. Là où d'autres reconstruisaient des murs, Kigali a choisi de bâtir une infrastructure informationnelle. Le pays a très tôt misé s ur une plateforme nationale unique, le District Health Information Software (DHIS2), progressivement déployé jusque dans les zones les plus reculées. Le résultat est saisissant : une collecte de données standardisée, accessible en temps réel, permettant un suivi épidémiologique précis et des réponses rapides face aux flambées de paludisme, de choléra ou d'autres maladies à potentiel épidémique.

Cette centralisation numérique a également transformé la gouvernance du secteur : elle a renforcé la transparence, amélioré la planification et rendu plus équitable la répartition des ressources sanitaires. En deux décennies, le Rwanda est ainsi devenu une référence africaine en matière de pilotage sanitaire par la donnée.

Aujourd'hui, le logiciel DHIS2 est utilisé dans plus de 40 pays d'Afrique, d'Asie et d'Amérique latine. Le Sénégal en a amorcé l'adoption, mais de manière encore timide, freinée par la fragmentation des systèmes, l'insuffisance de formation et le manque d'interopérabilité entre les outils existants.

II. La santé comme vitrine de l'État numérique : exemple de L'Estonie

Souvent citée comme le laboratoire mondial de l'e-gouvernement, l'Estonie a très tôt compris que la confiance institutionnelle se construit aussi par la donnée. Dans ce petit pays de la Baltique, la numérisation de l'État n'est pas une promesse mais une réalité quotidienne, et la santé en constitue l'un des piliers les plus emblématiques. Chaque citoyen y dispose d'un dossier médical électronique unique, interopérable entre hôpitaux, médecins de ville et pharmacies. La prescription électronique est généralisée, les examens et comptes rendus sont centralisés sur une plateforme sécurisée, et les patients peuvent consulter leurs données en temps réel, suivre leur parcours de soins, et donner ou retirer leur consentement pour le partage d'informations.

Ce modèle ne se limite pas à la technologie : il repose sur une architecture de confiance, articulant sécurité, transparence et souveraineté numérique. Au-delà de l'amélioration de la qualité des soins, c'est la relation entre le citoyen et son système de santé qui s'en trouve transformée : plus directe, plus responsable, plus participative.

L'Estonie démontre ainsi qu'une politique numérique cohérente et transversale peut devenir un levier de gouvernance, d'équité et de confiance publique. Là où beaucoup peinent encore à informatiser leurs établissements, elle a fait du numérique une véritable culture d'État, au service du citoyen et de la santé collective.

III. Une transition numérique assumée : Le Maroc

Plus proche du Sénégal, le Maroc s'est engagé dans une véritable révolution numérique du secteur de la santé, inscrite dans la stratégie nationale « Maroc Digital 2030 ». L'ambition est claire : unifier les systèmes d'information hospitaliers, généraliser le dossier médical électronique et garantir la cybersécurité dans l'ensemble du réseau sanitaire.

Déjà, plusieurs centres hospitaliers universitaires expérimentent des plateformes interconnectées, facilitant la continuité du parcours de soins entre la médecine de ville, les structures de premier recours et les hôpitaux. Cette approche intégrée favorise non seulement une meilleure coordination des soins, mais aussi une traçabilité accrue des données médicales et une planification plus fine des ressources.

Le cas marocain illustre la force d'une volonté politique alignée sur une vision technologique cohérente : quand la gouvernance, l'investissement et la régulation avancent de concert, la transition numérique devient un levier de modernisation rapide et un outil de souveraineté sanitaire.

IV. Au total : sans données fiables, pas de gouvernance éclairée

Les expériences observées à travers le monde démontrent que la digitalisation n'est pas un luxe réservé aux pays riches, mais un choix stratégique et politique. Lorsqu'elle est inscrite dans une vision nationale claire, portée par une volonté ferme et soutenue par un financement adapté, elle peut s'accélérer et produire des transformations profondes, même dans des contextes à ressources limitées.

L'information de santé est le socle sur lequel repose la capacité d'un État à piloter, anticiper et décider. Seules des données exhaustives, fiables et actualisées permettent de transformer un chiffre brut en indicateur, un indicateur en décision, et une décision en amélioration tangible pour les patients. Sans elles, les politiques de santé demeurent aveugles, incapables d'orienter leurs priorités, d'évaluer leurs résultats et d'assurer la transparence indispensable à la confiance citoyenne.

Un pays qui ne sait pas compter ses malades, ses décès, ses soignants ou ses équipements ne peut espérer planifier son avenir sanitaire. S'il veut rompre avec la vulnérabilité chronique de son système de santé, le Sénégal doit faire de l'information sanitaire non pas un simple outil technique, mais un pilier central de sa gouvernance. C'est à cette condition que chaque vie pourra être mieux protégée et que la santé redeviendra ce qu'elle doit être : un droit garanti par l'État, et non un hasard de fortune ou de géographie.

CHAPITRE 6

LA PLANIFICATION TERRITORIALE ET PLURIANNUELLE : UN SYSTÈME SANS BOUSSOLE

L'organisation territoriale du système de santé sénégalais semble davantage résulter de l'histoire que d'une stratégie concertée. Les établissements se sont multipliés au fil des décennies, souvent à la faveur de pressions locales, d'opportunités politiques ou de financements extérieurs, plutôt que d'une évaluation rationnelle des besoins.

Beaucoup pensent que la planification de la santé n'est plus une problématique, tant elle est omniprésente dans les discours officiels, les textes ministériels et les ateliers de concertation.

La planification dont je veux parler n'est ni celle des slogans ni celle des programmes de santé fragmentés. Il s'agit de la planification stratégique, celle qui permet de donner une direction, une cohérence et une équité au système de santé dans la durée. Dans notre pays, le manque de planification spatiale n'est pas une simple lacune administrative, il coûte des vies, des ressources et des vocations.

Le PNDSS 2019-2028 reconnaissait déjà que la planification hospitalière « ne repose pas sur une analyse territoriale rigoureuse des besoins de santé » et que le maillage actuel est inégal et inefficace.

Au-delà de la répartition spatiale, le Sénégal souffre également d'un déficit de planification pluriannuelle cohérente. Les projets d'investissement en santé sont souvent fragmentés, réactifs et dépendants de financements extérieurs (Banque mondiale, BAD, AFD), sans réelle priorisation à long terme.

Or, une planification stratégique ne consiste pas seulement à décrire ce qui existe, mais à projeter ce qui doit exister. Elle est la condition même d'une allocation rationnelle et équitable des ressources, et donc un levier essentiel de réduction des inégalités sociales et territoriales de santé.

Repenser la planification, c'est restaurer une justice géographique de la santé, pour que la probabilité de survivre à un infarctus, à une hémorragie ou à une urgence chirurgicale ne dépende plus du lieu de résidence du patient.

I. Une vision à articuler dans le temps et dans l'espace

Le système de santé d'un pays n'a de sens que s'il permet la production de soins préventifs, curatifs et de réhabilitation répondant aux besoins réels des populations. Pour atteindre cet objectif, l'État doit garantir la disponibilité des ressources humaines, techniques, financières et organisationnelles, nécessaires à une offre de soins de qualité, équilibrée entre plateaux techniques, compétences médicales et soignantes, parcours de soins et politiques publiques cohérentes.

Cela suppose avant tout une vision, c'est-à-dire une capacité à se projeter dans le temps et dans l'espace. Or, trop souvent, le Sénégal a planifié dans l'urgence ou la contrainte pour répondre à un bailleur, satisfaire un plaidoyer local ou réagir à une crise. Deux exemples récents illustrent clairement cette dynamique.

Le premier est celui du Plan national de riposte au COVID-19, élaboré en quelques semaines en 2020 pour répondre aux impératifs des partenaires internationaux. Conçu sous la pression de l'urgence sanitaire et des exigences de financement de la Banque mondiale, de l'OMS ou du Fonds mondial, ce plan relevait davantage d'une réaction immédiate que d'une vision stratégique construite. Il a permis de mobiliser des ressources indispensables, mais il montre combien les priorités nationales peuvent se modeler autour des agendas extérieurs lorsque les mécanismes de planification ne sont pas suffisamment anticipés et consolidés.

Le second exemple, plus douloureux encore, est celui des incendies tragiques de Linguère (2021) et de Tivaouane (2022). Chaque drame a entraîné une série de décisions rapides : audits, sanctions, annonces d'investissements, renforcement ponctuel des normes de sécurité. Autant de mesures nécessaires, mais prises dans la précipitation, révélant l'absence d'un cadre national robuste de sécurité hospitalière conçu en amont.

Ces réponses réactives montrent que le pays se mobilise après la catastrophe, rarement avant, et que la planification est encore trop souvent déclenchée par l'émotion ou le choc plutôt que par une stratégie préventive continue. Ces deux situations, l'une technocratique, l'autre tragiquement humaine, traduisent une même réalité : tant que la planification restera dictée par l'urgence, la pression extérieure ou la crise, elle ne transformera jamais durablement le système de santé.

L'une des faiblesses structurelles les plus marquantes réside dans l'absence d'une étude nationale actualisée des besoins en santé, fondée sur des indicateurs épidémiologiques, démographiques et socio-économiques faibles et exhaustifs.

Dans un pays où la population est passée de 7,4 millions d'habitants en 1990 à près de 18 millions en 2024, avec un taux d'urbanisation avoisinant 48 %, les besoins de santé se sont profondément transformés. Sans base d'analyse dynamique, les décisions d'investissement relèvent davantage du réflexe politique que de la rationalité sanitaire. Le peu de sources de données précieuses (DHIS2, enquêtes démographiques et de santé, système PMS) dont dispose le pays ne sont pas encore intégrés dans une démarche de planification prospective cohérente.

II. Prévenir les conséquences évitables

Une planification rigide et pathologie-centrée conduit à brouiller la perception des priorités réelles.

À force de multiplier les programmes verticaux (paludisme, tuberculose, VIH, diabète…), on en oublie la santé dans sa globalité : les interactions entre maladies, les déterminants sociaux et les inégalités territoriales. Le système devient alors un patchwork d'initiatives, sans architecture d'ensemble. Cette absence de planification spatiale et pluriannuelle cohérente engendre trois conséquences majeures qui se traduisent, chaque jour, dans la vie des patients et des professionnels.

Une inefficience économique

Des investissements lourds sont réalisés dans des zones déjà bien dotées, tandis que d'autres territoires demeurent durablement sous-équipés. Alors que certains hôpitaux disposent de doublons d'équipements (IRM, blocs chirurgicaux, maternités), d'autres sont dépourvus de scanner, d'anesthésiste ou de service d'urgence digne de ce nom.

Ainsi, dans certains hôpitaux régionaux, des appareils flambant neufs restent inutilisés, faute de techniciens ou d'entretien, pendant qu'à Kolda ou Sédhiou, les patients doivent parcourir plus de 300 kilomètres pour accéder à un plateau technique de référence. Chaque transfert devient alors une course contre la montre où la géographie dicte la survie.

Un homme victime d'un infarctus à Kolda pris en charge dans une structure sans cardiologue ni unité de soins intensifs perd des heures vitales avant d'être transféré vers Tambacounda ou Dakar.

Ce laps de temps perdu pour avoir accès à la médecine d'urgence se mesure en vies compromises ou perdues.

Une iniquité territoriale

Le droit à la santé est devenu au Sénégal une géographie des privilèges. Un habitant de Dakar dispose en moyenne de trois fois plus de chances d'être vu par un médecin spécialiste qu'un habitant de Kaffrine ou de Podor. Cette inégalité ne relève plus du simple confort, il en va du droit fondamental à la vie. À Ziguinchor un patient nécessitant une intervention chirurgicale spécialisée doit être évacué vers Dakar parfois sur des routes dégradées, sans ambulance médicalisée ni suivi continu.

Les heures de trajet deviennent des heures de risque, et chaque kilomètre supplémentaire amplifie la perte de chance de survie. Cette réalité rend tangible l'abstraction de la "planification spatiale" : ce n'est pas qu'une question de cartes, des destins humains sont suspendus à la distance.

Une démotivation des personnels

Dans les zones sous-dotées, les professionnels vivent une fatigue institutionnelle. Affectés dans des structures isolées, mal équipées où tout fait défaut (matériel, médicaments, appui technique), ils finissent par éprouver un sentiment d'abandon, voire d'inutilité.

Comment maintenir la motivation d'un médecin de district qui doit renvoyer un patient vers la capitale faute de moyens pour l'opérer, le perfuser ou même l'imager ?

Cette spirale de découragement alimente les fuites du personnel vers les capitales régionales, le secteur privé, voire l'étranger.

Chaque départ affaiblit encore la première ligne, accentuant le déséquilibre territorial et renforçant le cercle vicieux d'un système à deux vitesses.

III. Au total : reconstruire la cohérence territoriale

Tant que la planification restera fragmentée, le Sénégal continuera d'empiler des projets sans construire un système. La santé a besoin d'un cap clair, mesuré dans l'espace et le temps qui se fonde sur des données objectives et une vision d'équité territoriale.

Repenser la planification sanitaire, c'est redonner un sens à la pyramide : une base solide, un sommet allégé et un équilibre entre les deux.

C'est aussi redonner confiance aux citoyens qui doivent pouvoir croire qu'à moins de quatre heures de route, un soin de qualité les attend, et ce peu importe leur lieu de vie sur le territoire.

DEUXIÈME PARTIE

UNE VISION POUR DEMAIN

Face aux carences multiples décrites plus haut, le temps n'est plus seulement à la dénonciation. Il faut ouvrir des perspectives, bâtir des solutions, engager une réforme. Le Sénégal n'a pas besoin de réinventer le monde. Il peut s'inspirer des expériences qui ont porté leurs fruits ailleurs, à condition de les adapter à sa propre réalité sociale, économique et culturelle.

Réformer, ce n'est pas seulement colmater des brèches ou corriger des failles.

Réformer c'est redonner espoir.

Il est urgent de faire de l'hôpital sénégalais un sanctuaire de vie, un espace où la dignité est respectée, où chaque citoyen se sait accueilli et protégé, sans peur ni incertitude concernant la qualité de sa prise en charge.

Oui, c'est possible.

L'histoire récente de plusieurs pays, parfois comparables au nôtre par leurs contraintes démographiques et économiques, démontre qu'avec des moyens égaux, voire moindres, il est possible de transformer en profondeur un système de santé.

Cette transformation appelle du courage, celui de rompre avec l'immobilisme, d'assumer des choix difficiles et d'investir là où les résultats se mesureront dans le temps long plutôt que dans le cycle court du visible.

Elle appelle aussi une alliance nouvelle entre l'État, les professionnels de santé et les citoyens autour d'un même contrat de confiance et d'une même exigence, celle de l'équité.

Les propositions qui suivent sont nourries de cette conviction. Elles s'articulent autour de plusieurs axes prioritaires présentés dans les chapitres à venir.

Elles n'ont pas la prétention de l'exhaustivité ou celle de l'innovation, elles se contentent de redonner du sens aux missions premières des structures de santé en recherchant l'amélioration de l'efficience des prises en charge.

Ambitieuses, sans doute, ces pistes ne constituent pas un rêve. Elles répondent à une exigence de cohérence, de qualité et d'équité, à la mesure des aspirations légitimes d'un peuple qui, partout sur le territoire, attend de la santé qu'elle devienne un bien commun, juste et accessible.

CHAPITRE 1

POUR UN SYSTÈME DE SANTÉ ÉQUITABLE, MODERNE ET RÉSILIENT

Réformer, c'est d'abord redonner à l'État son rôle de chef d'orchestre en définissant une vision claire de la politique de santé à mettre en place. Je propose cinq axes stratégiques que je juge prioritaires et urgents pour amorcer une réforme nécessaire du système de santé.

I. Axe 1 : Refonder la pyramide sanitaire

Comme nous l'avons déjà évoqué, la cartographie sanitaire sénégalaise révèle crûment des fractures territoriales que la pyramide sanitaire, dans sa conception initiale, n'a pu corriger. Là où l'on attendait un édifice harmonieux, garantissant l'équité et l'efficacité, se dessine une mosaïque désarticulée où la géographie devient le révélateur des inégalités. Cette contradiction appelle une refondation profonde.

Il ne suffit pas d'empiler des structures sur un plan ou d'annoncer une pyramide idéale, encore faut-il que chaque étage ait une fonction claire, que chaque maillon soit solide, et que la carte du pays reflète une logique de justice territoriale. La carte doit devenir un outil de rééquilibrage et de projection et non pas le miroir impitoyable des fractures. Cette ambition impose de mobiliser les solutions innovantes offertes par les avancées médicales et technologiques.

Longtemps réduite à des cases et postes de santé démunis, incapables d'absorber les besoins et de proposer les compétences adéquates, la base de la pyramide doit sortir de cet état embryonnaire. Elle doit se transformer en un véritable premier niveau de recours. Ce premier niveau, repensé, se déclinerait sous deux formes complémentaires.

Les cabinets de consultations médicales

Installées au plus près des populations, ces structures auraient pour mission d'assurer les soins primaires : consultations, dépistages, suivi des maladies chroniques, activités de prévention et d'éducation à la santé. Chaque cabinet serait animé par un médecin généraliste exerçant en libéral ou sous rattachement public, épaulé par une équipe paramédicale de proximité. Ce modèle existe déjà partiellement mais il est actuellement réservé au secteur privé et concentré dans quelques zones urbaines. Il doit désormais être démocratisé et généralisé à l'échelle nationale, notamment dans les banlieues surpeuplées et dans les zones rurales en cours d'urbanisation. Ainsi, la première ligne redeviendrait un lieu d'accès réel aux soins, tout en désengorgeant les structures intermédiaires et supérieures.

Les cases et postes de santé

Piliers historiques du système, les cases et postes de santé devront évoluer vers de véritables **maisons médicales**. Ces nouvelles entités ne sauraient se limiter à la présence d'un infirmier isolé, elles devraient pouvoir offrir une expertise médicale permanente. Cette présence pourrait prendre deux visages : soit des médecins physiquement en poste, soit des dispositifs modernes de télé-expertise reliant les soignants locaux à des spécialistes basés dans les hôpitaux régionaux ou nationaux. Ces maisons médicales devront disposer d'un plateau technique minimal, avec un laboratoire et une imagerie de base, afin de poser des diagnostics fiables et rapides.

Les technologies numériques

Les technologies numériques constitueront le levier décisif. Téléconsultations et télé-expertises peuvent abolir la distance, compenser la pénurie de spécialistes et donner à la périphérie un accès inédit à des compétences centrales. Un patient suivi dans une maison médicale de Matam pourrait bénéficier, en temps réel, de l'avis d'un cardiologue à Dakar ou d'un pédiatre à Thiès voire Marseille. Ce lien briserait l'isolement médical et transformerait la carte sanitaire en un réseau vivant et connecté.

Une planification intelligente et futuriste

L'enjeu n'est pas d'ériger des structures partout au hasard, mais de bâtir une planification intelligente, capable de garantir à chaque Sénégalais un accès à une structure adaptée à ses besoins en moins de quatre heures de trajet. Le principe simple mais essentiel qui guidera la reconstruction de la pyramide sanitaire devra reposer sur une logique de maillage territorial.

À la base, des cabinets de consultation et des maisons médicales, implantés dans chaque commune pour permettre une première réponse médicale immédiate, qu'il s'agisse de prévention, de diagnostic ou de suivi des maladies chroniques. Ces structures, disséminées dans tout le pays, sont le premier rempart contre les inégalités d'accès aux soins.

À l'échelon intermédiaire, les patients pourront toujours se rendre dans les districts sanitaires qui devront être suffisamment équipés pour gérer les urgences courantes, les accouchements compliqués, les interventions chirurgicales de base. Ainsi, nul ne devrait avoir à parcourir plus de deux heures pour accéder à un plateau technique minimal.

Au sommet de l'organisation de la pyramide sanitaire, les hôpitaux régionaux et nationaux devront être stratégiquement positionnés le long des grands axes, afin que, depuis n'importe quelle région, un patient nécessitant une prise en charge hautement spécialisée puisse rejoindre un centre de référence en moins de quatre heures.

Une telle organisation n'est pas une utopie. Elle suppose une carte sanitaire revisitée, où chaque nouvelle implantation est décidée non en fonction d'opportunités politiques ou de pressions locales, mais en réponse à un besoin objectivement mesuré à l'aune de la densité de population, de la prévalence des maladies, de l'accessibilité routière, de la pauvreté d'un secteur géographique, de la présence de flux migratoires.

L'expérience internationale le prouve : certains pays ont adopté cette logique dite du "golden hour" pour les urgences vitales, ou de l'accès garanti à moins de deux heures" pour les maternités. Le Sénégal pourrait adapter ce principe en visant un seuil réaliste : moins de quatre heures pour atteindre une structure de soins appropriée, quelle que soit la localisation du patient.

La technologie offre aujourd'hui des opportunités inédites pour rendre cette planification encore plus efficace. La télémédecine permet de connecter les soignants périphériques à des spécialistes nationaux et internationaux. Les ambulances connectées améliorent la régulation des urgences et optimisent les trajets. Les drones peuvent livrer médicaments, poches de sang ou vaccins dans les zones les plus enclavées. Les plateformes numériques de gestion des flux de patients facilitent la coordination en temps réel.

En combinant une carte sanitaire intelligente, des critères de planification objectifs et des outils technologiques modernes, le Sénégal peut bâtir une pyramide sanitaire rénovée, où l'équité d'accès cesse d'être une promesse et devient une réalité tangible pour chaque citoyen.

II. Axe 2 : Réguler pour protéger

Un système de santé ne peut fonctionner durablement sans règles claires. L'absence de réglementation ferme, ou son non-respect, transforme la santé en un bien marchand, soumis aux aléas du marché et aux intérêts particuliers.

Aujourd'hui, le Sénégal souffre de failles réglementaires multiples. Les combler exige des décisions courageuses et la mise en place de mesures concrètes

Tarification des soins

La problématique des coûts des soins qui varient considérablement selon les structures, sans base légale, créant une médecine à plusieurs vitesses nécessite plusieurs mesures urgentes.

– **Établir une grille nationale des tarifs de soins**, fixant pour chaque acte ou prestation un plancher et un plafond applicables à l'ensemble des structures publiques et privées. Cette grille devrait être actualisée chaque année et publiée au Journal officiel, afin de garantir la transparence et l'égalité d'accès.

– **Créer un observatoire national des prix de la santé**, instance indépendante placée sous la tutelle du ministère de la Santé, chargée de contrôler le respect de la grille tarifaire, de collecter les données sur les coûts réels et de publier régulièrement des rapports publics. Il jouerait un rôle de régulateur, mais aussi de veille citoyenne et économique sur l'évolution des dépenses de santé.

– **Instaurer un mécanisme de sanction financière** à l'encontre de toute structure pratiquant des tarifs excessifs ou non conformes sans justification validée par l'État. Ces sanctions pourraient aller de l'amende administrative à la suspension temporaire d'autorisation, selon la gravité des manquements constatés.

Au-delà de la régulation économique, cette réforme tarifaire viserait à rétablir un principe d'équité, celui selon lequel le prix d'un soin ne doit jamais devenir un obstacle à la santé. Elle offrirait également à l'État un outil de pilotage économique et social permettant de mieux calibrer les politiques de couverture universelle et d'assurance maladie.

Fixer un tarif, ce n'est pas brider la liberté médicale, c'est affirmer que la santé n'a pas de prix, qu'elle a plutôt un coût qui doit être juste

Autorisation et cartographie des établissements de santé

Le manque d'exhaustivité et de description détaillée de la cartographie empêche toute planification rationnelle et entretient l'opacité. Nul ne peut améliorer ce qu'il ignore.

La gouvernance doit donc mettre en place un registre national unique de toutes les structures autorisées (publiques et privées), accessible en ligne et mis à jour en temps réel. Chaque structure y sera associée à une fiche publique indiquant ses autorisations administratives et sanitaires, sa capacité d'accueil, son niveau d'équipement, les spécialités disponibles, et à terme les indicateurs de qualité. Un tel outil permettrait de mieux orienter les investissements, d'éviter les redondances et de garantir la transparence du paysage sanitaire national.

Parallèlement, pour lutter contre la prolifération des cliniques et cabinets opérant sans contrôle, il faut créer une Autorité nationale d'accréditation sanitaire indépendante, dotée de pouvoirs clairs et de moyens coercitifs. Ses missions principales seraient de définir des critères précis d'implantation, d'équipement et de personnel pour chaque type de structure (hôpital, clinique, centre de santé, laboratoire, etc.), de délivrer et renouveler les autorisations selon des procédures transparentes, de réaliser des audits réguliers (au moins tous les trois ans) et de retirer immédiatement toute autorisation en cas de manquement grave à la sécurité des soins.

Une telle autorité renforcerait la confiance du public et des professionnels tout en garantissant une qualité homogène sur l'ensemble du territoire.

Enfin, pour assainir durablement le secteur, une campagne nationale de régularisation et de contrôle devra être menée, visant à fermer les structures clandestines et à engager des poursuites judiciaires exemplaires contre les récidivistes.

La santé publique ne peut tolérer ni les zones grises ni les pratiques illégales car protéger les citoyens, c'est aussi faire respecter la loi.

Permanence et continuité médicale

Qu'un hôpital puisse fonctionner sans présence médicale effective n'est pas seulement une anomalie, c'est une menace directe pour la vie des patients. Un établissement de santé sans médecin présent ou joignable n'est plus une structure de soins, mais une façade à risque. La permanence médicale doit être érigée en principe fondamental de sécurité sanitaire. Elle n'est pas une option mais le socle même de la confiance entre le citoyen et son système de santé.

Pour garantir cette continuité, la permanence médicale obligatoire 24h/24 doit être inscrite dans la loi pour toute structure autorisée. Les plannings devront être validés par les directions régionales et vérifiés par des inspections inopinées. Des astreintes médicales obligatoires seront imposées en cas d'absence physique, assorties de sanctions administratives et financières pour les structures défaillantes.

La gouvernance sanitaire devra également s'attaquer à une autre dérive structurelle, le cumul incontrôlé d'activités médicales. Si la pratique mixte public/privé peut être bénéfique lorsqu'elle est encadrée, son absence de régulation actuelle fragilise les hôpitaux publics et affaiblit la disponibilité médicale dans les zones défavorisées. Une réglementation claire du cumul doit être instaurée et fondée sur :

– Une autorisation préalable délivrée par le ministère de la Santé ou les directions régionales,

– Des conditions strictes de compatibilité horaire,

– Un contrôle régulier des engagements de service dans le secteur public.

Pour assurer la transparence, un corps d'inspection médicale indépendant devra être créé, habilité à contrôler les absences, les doublons de présence et à proposer des sanctions disciplinaires. Rattaché à l'Inspection générale de la santé, ce corps pourrait publier un rapport annuel de conformité afin de rendre visible le respect des obligations de service public.

Ces propositions ne visent pas à restreindre la liberté des soignants ou à brider l'initiative privée. Elles ont l'ambition de construire un système transparent et équitable. Réglementer, c'est fixer les règles du jeu pour que la santé cesse d'être un terrain de privilèges et devienne un bien commun.

Réguler ne suffit pas. Il faut aussi rendre le service public attractif. L'exode des praticiens vers le secteur privé ou vers l'étranger est souvent le symptôme d'un déséquilibre profond entre exigences et reconnaissance. Des incitations salariales et statutaires doivent être mises en place :

- Primes de garde et d'astreinte revalorisées,
- Rémunération adaptée aux contraintes des postes isolés,
- Valorisation des parcours professionnels dans la fonction publique hospitalière.

Un médecin ne reste pas seulement pour un salaire. Il reste pour une mission, un environnement professionnel stimulant et une reconnaissance de son rôle dans la nation. Redonner de la dignité au service public, c'est lui redonner son sens premier : soigner, protéger, servir.

III. Axe 3 : Prévenir avant de guérir

Repenser la prévention au Sénégal signifie passer d'une logique ponctuelle et verticale à une approche globale, intégrée et transversale. En mobilisant l'école, les communautés, le monde du travail, le numérique et l'environnement, le pays peut bâtir un véritable bouclier sanitaire, infiniment plus efficace et moins coûteux que le curatif. Bien plus qu'un slogan, la prévention doit devenir la colonne vertébrale du système de santé si l'on veut espérer répondre aux défis sanitaires des prochaines décennies. Plusieurs orientations s'imposent pour donner chair à cette ambition.

Intégrer la prévention dans le quotidien des citoyens

La prévention ne saurait plus se réduire à une succession de campagnes ponctuelles, spectaculaires mais éphémères qui s'éteignent aussitôt après avoir occupé l'espace médiatique. Elle doit s'enraciner dans le quotidien, devenir une présence constante dans la vie sociale, un fil rouge qui accompagne chaque étape de l'existence. C'est à ce prix qu'elle cessera d'être perçue comme une parenthèse pour devenir une véritable culture collective.

La prévention primaire, trop longtemps assimilée au seul champ médical, doit être redéfinie. Elle n'est pas un soin, mais une politique transversale qui concerne la famille, l'école, la jeunesse, l'aménagement urbain et même l'économie. Elle suppose la collaboration de plusieurs ministères : celui de l'éducation, de la famille, des sports, de l'environnement et de l'agriculture.

La santé publique ne se construit pas uniquement dans les hôpitaux. Elle se forge dans les cantines scolaires où se joue l'équilibre alimentaire, dans les terrains de sport où se bâtit le goût de l'effort, dans les programmes audiovisuels où se transmettent ou se déconstruisent des comportements à risque.

L'école, à ce titre, doit s'imposer comme le premier lieu d'éducation à la santé. C'est là que se forment les habitudes qui marqueront durablement les générations futures. Hygiène personnelle, nutrition équilibrée, sexualité responsable, lutte contre l'alcool et le tabac, autant de savoirs qui devraient être inculqués dès les premières années de scolarité, au même titre que les mathématiques ou la lecture. Dans les lycées, par exemple, l'enseignement des premiers gestes de secours devrait être obligatoire. Savoir masser un cœur, poser un garrot, appeler à temps les secours, autant de gestes simples qui peuvent sauver des vies et dont chaque adolescent devrait être porteur comme d'un héritage civique.

Les jeunes doivent aussi être conscientisés sur l'essor des maladies chroniques : diabète, hypertension, obésité, cancers liés aux modes de vie. Il est primordial de leur faire comprendre que ces fléaux modernes ne sont pas une fatalité mais qu'ils peuvent être freinés par des mesures simples : une alimentation adaptée, l'exercice physique, la lutte contre la sédentarité, la limitation des écrans, la réduction de la consommation de sucre ou de sel, etc.

Des exemples étrangers montrent la voie. Au Japon, les enfants participent chaque jour à l'entretien de leur école, cultivant ainsi le sens de l'hygiène et de la responsabilité collective. En France, l'initiation obligatoire aux gestes de premiers secours dans le cadre du brevet des collèges a permis à des milliers de jeunes d'intervenir utilement dans leur communauté.

De telles initiatives démontrent que la prévention, loin d'être une abstraction, peut se traduire par des politiques éducatives concrètes, ancrées dans le quotidien des enfants et des adolescents. Ainsi, peu à peu, se construit une société où la santé n'est plus seulement l'affaire des médecins, mais une responsabilité partagée, vécue et intériorisée par tous.

Faire des communautés les actrices de la prévention

Le Sénégal possède un atout que bien des pays lui envient : un maillage communautaire dense, vivant, profondément enraciné dans les traditions sociales : **bàjjanu gox.** Ces marraines de quartier, incarnent cette proximité. Présentes dans les villages comme dans les zones urbaines, elles jouissent d'une légitimité sociale qui dépasse de loin celle des structures administratives ou hospitalières. Elles sont écoutées, respectées, et souvent considérées comme des conseillères naturelles au sein des familles.

Encore trop cantonnées à un rôle symbolique, elles pourraient devenir de véritables ambassadrices de la santé préventive. Mais pour cela, deux conditions doivent être réunies : leur fournir une formation solide et leur garantir des moyens financiers pérennes. La prévention ne peut pas reposer sur le seul volontariat ou sur des interventions ponctuelles dépendantes des projets financés par les bailleurs. Il faut transformer ces relais féminins en actrices professionnelles de santé communautaire, capables d'agir dans la durée. Leur mission pourrait être multiple. Elles seraient les premières sentinelles, effectuant des visites à domicile pour identifier les situations à risque : malades chroniques en rupture de traitement, enfants malnutris, femmes enceintes non suivies. Elles pourraient assurer des dépistages simples, tels que la mesure de la tension artérielle, du poids, de la glycémie capillaire, puis orienter précocement les personnes vers les structures de soins appropriées. Leur proximité permettrait de réduire ce délai fatal qui, trop souvent, transforme une maladie bénigne en urgence dramatique.

Elles joueraient également un rôle crucial dans les campagnes de sensibilisation. Dans les quartiers et villages, nul ne parle mieux à une mère de famille qu'une autre mère, issue du même milieu, parlant la même langue, partageant les mêmes réalités. Les bàjjanu gox seraient alors les vectrices privilégiées des messages de prévention sur la nutrition, la vaccination, la contraception, la santé maternelle, mais aussi sur l'hygiène et les gestes de premiers secours.

À cette dimension collective doit s'ajouter une approche plus personnalisée : l'éducation thérapeutique. Trop souvent négligée, elle est pourtant un levier décisif pour améliorer la qualité de vie des patients atteints de maladies chroniques comme le diabète ou l'hypertension. Former les bàjjanu gox à expliquer les traitements, à rappeler l'importance de la régularité médicamenteuse, à corriger les idées fausses qui circulent sur la médecine moderne, c'est renforcer l'adhésion des malades et réduire les complications évitables.

Des expériences internationales démontrent la puissance de ce modèle. En Éthiopie, les « health extension workers », agents communautaires de santé formés et rémunérés, ont contribué à une amélioration spectaculaire des indicateurs de vaccination et de suivi maternel. Au Rwanda, les agents de santé communautaire sont devenus les piliers de la stratégie nationale, jouant un rôle déterminant dans la lutte contre le paludisme et la mortalité infantile. Le Sénégal pourrait s'inspirer de ces réussites et bâtir son propre modèle, en valorisant ses relais traditionnels, en leur offrant un statut officiel reconnu par les autorités de santé et en leur permettant de développer les compétences nécessaires grâce à la mise en place d'une formation.

Ainsi, faire des communautés les actrices de la prévention, ce n'est pas seulement déléguer une mission à des bénévoles de bonne volonté. C'est reconnaître qu'une société en santé se construit d'abord au sein même de ses foyers, dans ses quartiers, dans ses villages. C'est donner à ces femmes et à ces relais une véritable place dans l'architecture sanitaire, non pas comme supplétifs, mais comme partenaires à part entière.

Mettre en place un système national de dépistage organisé

Pour rompre avec la logique de campagnes ponctuelles, il est indispensable de bâtir une véritable politique nationale du dépistage, structurée autour de priorités claires, de lieux stratégiques et d'acteurs multiples avec :

– **Des maladies prioritaires à cibler**

La première étape consiste à identifier les pathologies qui représentent à la fois le plus fort fardeau et le meilleur rapport coût-efficacité lorsqu'elles sont dépistées précocement. Au Sénégal, quatre groupes se dégagent :

✓ Les maladies métaboliques et cardiovasculaires : diabète, hypertension artérielle, hypercholestérolémie, toutes responsables d'AVC, d'insuffisances rénales et cardiaques.

✓ Les cancers évitables ou détectables tôt : cancer du col de l'utérus (par l'IVA ou le test HPV), cancer du sein (examen clinique et autopalpation), cancer de la prostate (dosage PSA, examen digital pour les populations à risque).

✓ Les maladies respiratoires chroniques : dépistage du tabagisme, de l'asthme sévère, de la BPCO, encore sous-estimées dans les zones urbaines polluées.

✓ Les maladies infectieuses persistantes : VIH, tuberculose, hépatites B et C, qui nécessitent un dépistage intégré, surtout chez les jeunes et les populations à risque.

– **Des lieux stratégiques du dépistage**

Le dépistage doit quitter les murs de l'hôpital pour aller vers la population, là où elle vit, étudie, travaille et prie. La prévention ne peut plus être confinée à des services hospitaliers urbains : elle doit devenir mobile, communautaire et visible, portée par tous les acteurs du territoire.

✓ **Dans les écoles et universités** : les établissements scolaires et universitaires constituent des points d'ancrage majeurs pour une prévention précoce. Une mesure annuelle de la tension artérielle, un suivi nutritionnel, le dépistage de l'anémie, mais aussi la mise en place de sessions de sensibilisation à la santé sexuelle et reproductive peuvent être intégrés aux bilans de santé scolaires. En faisant de la prévention un rituel éducatif, on forme une génération consciente de sa santé et capable de devenir actrice de son bien-être.

✓ **Dans les marchés et lieux de travail** : les marchés, les usines, les administrations, les chantiers concentrent une part importante de la population active, souvent négligée par les programmes de santé. Installer régulièrement des stands mobiles de dépistage dans ces lieux avec des gestes simples comme la mesure de la glycémie, tension artérielle, évaluation du poids, conseils hygiéno-diététiques, permettrait de repérer précocement les maladies chroniques et de prévenir les arrêts de travail coûteux. Un marché peut devenir un espace de santé, un lieu où le dépistage se fait dans la simplicité du quotidien, sans stigmatisation ni perte de temps.

✓ **Dans les lieux de culte** : il s'agirait de mobiliser les leaders religieux comme des relais de confiance. Les mosquées, églises et associations confessionnelles sont des lieux de cohésion et d'influence. En les associant à la promotion du dépistage, on touche le cœur de la communauté. Des journées de dépistage intégrées aux rassemblements hebdomadaires, accompagnées de messages sur la responsabilité individuelle et la préservation de la vie, peuvent transformer la foi en vecteur de santé publique. Cette alliance entre spiritualité et santé contribuera à lever les tabous, notamment autour des cancers, de la santé mentale ou de la santé reproductive.

✓ **Au niveau communautaire** : les bàjjanu gox et relais locaux formés, équipés et encadrés, peuvent aller de maison en maison pour mesurer la tension artérielle, la glycémie, repérer les signes d'alerte et orienter les patients vers les structures adaptées.

✓ **Le secteur privé** : il pourrait être mis à contribution par des partenariats public-privé : cliniques, pharmacies, entreprises, mutuelles de santé. Les pharmacies, par exemple, pourraient proposer systématiquement la mesure de la tension et de la glycémie lors de la délivrance de certains médicaments.

– **Assurer le suivi et mesurer l'impact**

Un dépistage sans suivi n'est qu'un trompe-l'œil. Chaque dépistage doit déboucher sur une orientation claire :

le centre de santé, le district sanitaire ou l'hôpital. Il faut créer un registre numérique du dépistage qui permette de suivre les cas identifiés, d'assurer leur prise en charge, et d'évaluer l'efficacité des programmes.

En somme

Rapprocher le dépistage des populations, c'est changer de paradigme en passant d'une santé qui attend à une santé qui va vers et d'un système centré sur l'hôpital à un système centré sur la vie.

Fondée sur la mobilisation sociale et territoriale, cette approche redonne tout son sens à la prévention et fait du dépistage un acte aussi bien citoyen que médical.

Utiliser le numérique comme vecteur de prévention

Dans un pays où l'hôpital est souvent éloigné, coûteux ou difficilement accessible, le téléphone portable est devenu un objet familier, presque universel. Au Sénégal, avec un taux de pénétration mobile dépassant largement celui de l'eau courante ou de l'électricité dans certains foyers, ce petit appareil constitue un outil de santé publique sous-exploité. Là où les infrastructures physiques tardent à se déployer, le numérique peut franchir les distances, abolir les frontières, et porter la prévention jusque dans les villages les plus reculés.

Les campagnes d'alerte par SMS, déjà expérimentées ailleurs, offrent une voie immédiate. Un simple message rappelant l'importance de la vaccination, les dates de consultations prénatales, ou les gestes d'hygiène essentiels lors d'une épidémie peut sauver des milliers de vies. Pendant la pandémie de COVID-19, plusieurs pays africains ont utilisé ce canal pour diffuser en temps réel des consignes de prévention et contrer les rumeurs. Le Sénégal pourrait systématiser cette approche, en s'appuyant sur les opérateurs de téléphonie pour garantir une diffusion massive, multilingue et gratuite.

Au-delà du SMS, des applications simples, adaptées au contexte local, pourraient renforcer la prévention individuelle. Une application permettant de suivre sa tension artérielle, son poids ou sa glycémie, avec alertes personnalisées et conseils adaptés, donnerait à chaque patient la possibilité de devenir acteur de sa propre santé. Couplées à des relais communautaires, ces applications pourraient transformer la lutte contre les maladies chroniques en instaurant un suivi continu là où la médecine reste encore trop fragmentée.

Les plateformes interactives constituent une autre piste prometteuse. Un numéro vert ou un service WhatsApp dédié à la santé publique permettrait aux citoyens de poser des questions, de signaler des symptômes ou de recevoir des conseils validés par des professionnels. Ce type d'initiative, déjà testé en Afrique de l'Ouest pour la santé maternelle et infantile, a montré son efficacité pour réduire les retards de recours aux soins.

Cependant l'ambition ne doit pas se limiter à la diffusion de messages. Le numérique doit aussi devenir un outil de participation citoyenne. Des enquêtes de santé en ligne, des modules de formation interactifs, des vidéos pédagogiques en langues locales peuvent renforcer les connaissances des populations et lutter contre les fausses croyances.

Ainsi, loin d'être un gadget moderne, le numérique pourrait devenir la nouvelle arène de la prévention. Un canal direct, quotidien et familier par lequel l'État, les soignants et les communautés dialoguent avec chaque citoyen, rappelant que la santé n'est pas seulement l'affaire de l'hôpital, mais un engagement partagé, cultivé jour après jour, jusque dans la paume de la main.

Développer la santé au travail et la médecine préventive

Comme c'est le cas dans de nombreux pays, au Sénégal, la médecine du travail demeure embryonnaire. Souvent réservée aux grandes entreprises ou à quelques secteurs structurés, elle reste absente de l'immense majorité des lieux de travail informels, là où se trouvent pourtant les artisans, les commerçants, les vendeuses de marché, les chauffeurs, les dockers. Instituer une médecine du travail effective, obligatoire et adaptée aux réalités locales permettrait de toucher ces millions de travailleurs situés aujourd'hui hors du radar sanitaire.

La feuille de route que je propose est simple à mettre en œuvre.

– **Institutionnalisation et cadre légal**

✓ Rendre la médecine du travail obligatoire pour toutes les entreprises du secteur formel, avec des textes clairs sur la fréquence des visites médicales, la tenue des dossiers et les obligations des employeurs.

✓ Créer une Autorité nationale de santé au travail : chargée de superviser, contrôler et harmoniser les pratiques, en lien avec le ministère de la Santé et celui du Travail.

✓ Prévoir des avantages fiscaux pour les entreprises qui investissent dans la santé de leurs employés, mais aussi des amendes pour celles qui ne respectent pas les obligations de suivi médical.

– **Mise en œuvre progressive dans le secteur formel**

✓ Pour les grandes entreprises et administrations : obligation immédiate de créer un service de médecine du travail ou de contractualiser avec un service inter-entreprises agréé.

✓ Pour le secteur public : inclure systématiquement un suivi médical annuel pour les fonctionnaires, enseignants, forces de sécurité et agents territoriaux.

✓ Pour les entreprises de taille moyenne : possibilité de mutualiser les moyens via des « services interentreprises », pour éviter des coûts insoutenables.

L'objectif est d'atteindre, 100 % des salariés du secteur formel suivis annuellement à l'horizon 2030.

– **Extension au secteur informel et aux travailleurs indépendants**

✓ Création de « centres de santé du travail » rattachés aux districts sanitaires, accessibles aux artisans, commerçants, chauffeurs, dockers, vendeuses de marché.

✓ Intégrer la visite médicale annuelle dans le panier de services proposés par les mutuelles locales.

✓ Organiser des campagnes mobiles sur les marchés et zones artisanales avec des équipes de dépistage itinérantes mesurant tension, glycémie, poids et proposant vaccination et sensibilisation.

L'objectif est d'atteindre, au moins 50 % des travailleurs informels bénéficiant d'un suivi préventif régulier à l'horizon 2035

– **Intégration numérique et suivi national**

✓ Créer un carnet de santé numérique du travailleur : chaque salarié, formel ou informel, disposerait d'un identifiant unique permettant de suivre ses bilans annuels (tension, glycémie, IMC, dépistages).

✓ Disposer d'un tableau de bord national : l'Autorité nationale de santé au travail publierait un rapport annuel avec les données anonymisées agrégées, permettant de mesurer les progrès, d'anticiper les besoins et de cibler les politiques publiques.

Ainsi, la santé au travail ne serait plus un luxe réservé à quelques grandes entreprises, mais un droit universel, pensé comme un levier de prévention, de productivité et de dignité humaine.

Réhabiliter la prévention environnementale

Réhabiliter la prévention environnementale, c'est inscrire la santé au cœur des politiques d'aménagement du territoire, en obligeant chaque projet urbain ou rural à intégrer un volet sanitaire. Plusieurs axes s'imposent pour l'inscrire dans des politiques tangibles, mesurables et durables

– Garantir un accès universel à une eau potable contrôlée

Assurer l'accès à l'eau potable ne consiste pas seulement à creuser des forages, c'est garantir à chaque citoyen une eau saine, contrôlée et durablement disponible. L'eau est le premier médicament de santé publique, et son absence ou sa contamination compromettent à la fois la santé et la dignité des populations.

Dans de nombreuses localités du Sénégal, les infrastructures hydrauliques existent, mais l'absence de contrôle régulier de la qualité microbiologique et chimique de l'eau rend les populations vulnérables aux maladies hydriques : diarrhées, typhoïde, hépatites A et E, parasitoses intestinales. Un forage ou un robinet n'a de sens que si l'eau qu'il délivre est potable, sûre et tracée. Il est donc impératif de :

✓ Mettre en place un dispositif national de contrôle permanent de la qualité de l'eau, associant laboratoires régionaux, services d'hygiène et agences sanitaires.

✓ Publier régulièrement les résultats de ces contrôles, de manière accessible au public, pour instaurer une culture de transparence et de responsabilité.

✓ Former et responsabiliser les collectivités locales et les comités de gestion des forages pour assurer la maintenance, la désinfection et la surveillance communautaire.

Accompagner ces efforts d'une vaste campagne de sensibilisation sur le stockage domestique de l'eau (propreté des récipients, durée de conservation, manipulation), afin d'éviter la recontamination dans les foyers. Garantir une eau potable contrôlée, c'est agir en amont de la maladie, réduire les dépenses hospitalières et protéger les enfants, premières victimes des pathologies d'origine hydrique.

– Faire de la gestion des déchets une priorité de santé publique

La gestion des déchets n'est pas seulement une question d'environnement ou d'esthétique urbaine, c'est une exigence de santé publique. Les dépôts sauvages, les incinérations à ciel ouvert, les décharges informelles au cœur des quartiers ne sont pas des fatalités. L'existence de ces phénomènes traduit une faillite collective de la gouvernance locale et une menace directe pour la santé des populations.

Les conséquences sont connues : prolifération des vecteurs, contamination des nappes phréatiques, pollution de l'air et des sols, augmentation des infections respiratoires et diarrhéiques.

Pour rompre ce cycle, la gestion des déchets doit être intégrée au cœur des politiques de santé. Chaque quartier, commune ou intercommunalité devrait disposer d'un système organisé de collecte, de tri et de traitement, adapté à la densité et à la production locale.

L'objectif n'est pas seulement d'évacuer, mais de valoriser : transformer les déchets organiques en compost pour l'agriculture, recycler les plastiques et métaux, créer des filières locales génératrices d'emplois. La mise en place de coopératives communautaires, appuyées par les municipalités et les services techniques, offrirait un modèle inclusif et durable avec :

✓ Collecte de proximité, avec rémunération équitable des collecteurs ;

✓ Tri à la source, accompagné de campagnes d'éducation environnementale ;

✓ Recyclage et valorisation au niveau communal, pour transformer une menace sanitaire en opportunité économique et sociale.

Les dépotoirs sauvages doivent être strictement interdits et remplacés par des décharges contrôlées, dotées d'unités de valorisation et de dispositifs de protection de l'environnement (étanchéité, drainage, surveillance). Une législation claire, assortie de sanctions pour les dépôts illégaux, doit être appliquée avec la même rigueur que les règles sanitaires.

Enfin, une campagne nationale d'éducation à la propreté et à la gestion des déchets, impliquant écoles, médias, leaders communautaires et religieux, permettrait de restaurer une culture de la responsabilité collective.

La salubrité ne doit pas se réduire au passage matinal de quelques camions bruyants, mais doit s'incarner dans une véritable culture de civisme, de gouvernance et de dignité nationale.

– **Moderniser et généraliser l'assainissement**

La construction de latrines modernes, écologiques et accessibles doit devenir un pilier des politiques rurales et urbaines. Dans les nouvelles zones urbaines, l'assainissement doit être intégré dès la conception et non ajouté a posteriori. Une coordination entre ministères de la Santé, de l'Urbanisme et de l'Hydraulique est essentielle pour garantir des solutions pérennes.

– **Lutter contre la pollution de l'air**

L'État pourrait mettre en place des zones sans incinération de déchets plastiques. Les grandes villes devraient également développer des espaces verts urbains, véritables « poumons » capables d'atténuer la pollution et de favoriser la santé psychologique.

– **Encadrer l'utilisation des produits chimiques et toxiques**

Une régulation ferme sur l'usage des pesticides agricoles, des solvants industriels et des métaux lourds doit être instaurée. Des brigades mixtes (santé, agriculture, environnement) pourraient contrôler régulièrement les marchés, les exploitations agricoles et les industries. Les agriculteurs doivent être formés aux alternatives durables et aux pratiques de protection individuelle.

– **Intégrer un budget santé/environnement dans chaque projet d'aménagement**

Tout projet urbain, routier ou industriel devrait inclure un volet « santé environnementale » financé et évalué, avec des indicateurs précis : taux de maladies diarrhéiques, niveau de pollution de l'air, accès aux latrines. Cette obligation permettrait d'inscrire durablement la prévention dans le développement.

– **Mobiliser les communautés**

Aucune politique de prévention environnementale ne peut réussir sans l'adhésion des citoyens eux-mêmes. Les lois, les infrastructures, les programmes officiels ne sont que des coquilles vides si les comportements quotidiens restent inchangés. La véritable transformation passe par une appropriation populaire, par une culture collective du respect de l'environnement et de l'hygiène publique.

Ainsi, les associations locales, les écoles et les leaders religieux disposent à cet égard également d'un pouvoir considérable. Dans les quartiers et les villages, ils peuvent devenir les premiers relais de sensibilisation, capables de toucher les habitants avec des messages simples, adaptés à leur langue et à leur culture. Un imam qui rappelle, lors de la prière du vendredi, que « la propreté est une part de la foi » peut avoir plus d'impact qu'une campagne officielle diffusée à la télévision. Un enseignant qui apprend à ses élèves à ne pas jeter leurs déchets au sol transmet un réflexe qui marquera des valeurs à toute une génération.

La nouvelle gouvernance a déjà amorcé ce mouvement avec l'organisation de journées régulières de propreté. Ces initiatives sont prometteuses, mais elles ne doivent pas rester symboliques. Il faut les systématiser, les ancrer dans la vie communautaire, les transformer en rendez-vous récurrents où chaque quartier, chaque commune se mobilise pour nettoyer ses rues, ses marchés, ses espaces communs. Ces journées ne doivent pas être vécues comme une corvée ponctuelle, mais comme un rituel collectif, célébrant l'appartenance à une communauté saine et responsable.

L'éducation des enfants joue un rôle central. Apprendre dès l'école à trier les déchets, à jeter dans les poubelles, à participer à des ateliers de propreté urbaine, c'est semer les graines d'une conscience environnementale qui portera ses fruits sur le long terme. Les élèves peuvent devenir les meilleurs ambassadeurs auprès de leurs familles, corrigeant parfois les habitudes des adultes par la force tranquille de l'exemple.

Ainsi, mobiliser les communautés, ce n'est pas déléguer à la population ce que l'État n'assume pas. C'est reconnaître que la santé environnementale est l'affaire de tous, que chaque geste compte, et que la prévention commence à la porte de sa maison, dans sa rue, sur son marché. C'est transformer la propreté et le respect de l'environnement en valeurs sociales partagées, au même titre que la solidarité ou l'hospitalité.

Avec de telles mesures, la prévention environnementale ne serait plus une dimension oubliée mais une véritable politique de santé à ciel ouvert où chaque goutte d'eau propre, chaque rue débarrassée de ses déchets, chaque hectare de verdure devient un médicament préventif offert à toute la nation.

Instaurer un financement dédié et pérenne

La prévention restera marginale tant qu'elle ne disposera pas d'une ligne budgétaire claire et protégée. Tant qu'elle restera dépendante des financements extérieurs ou reléguée à la portion congrue des budgets nationaux, elle demeurera une variable d'ajustement, fragilisée par les urgences du moment et sacrifiée au profit de dépenses plus visibles.

Il est donc impératif de définir une ligne budgétaire claire, autonome et protégée, spécifiquement consacrée à la prévention. Une telle décision enverrait un signal politique fort, tout en donnant de la visibilité aux acteurs de terrain et en garantissant une continuité d'action au-delà des cycles électoraux ou des aléas financiers.

En inscrivant la prévention dans une logique de financement pérenne et chiffrée, le pays ne la traiterait plus comme un luxe optionnel, dépendant de la générosité des bailleurs ou de l'urgence des crises. Elle deviendrait enfin ce qu'elle doit être : une politique publique prioritaire, structurée et continue, capable de protéger la population avant que la maladie n'impose son coût humain et financier.

Au total : un changement de paradigme

La prévention au Sénégal ne peut plus rester le parent pauvre des politiques de santé, dépendante de financements extérieurs, éclatée entre initiatives ponctuelles et sacrifiée face aux urgences immédiates. Elle doit devenir le socle d'un système moderne, protecteur et équitable. Tant qu'elle sera perçue comme un supplément, elle demeurera fragile, marginale et incapable de changer le destin sanitaire du pays.

Ce qui s'impose désormais, c'est un véritable changement de paradigme. La prévention ne doit plus être pensée comme une dépense accessoire, mais comme un investissement stratégique, dont les bénéfices dépassent le seul secteur de la santé. Elle contribue à prolonger l'espérance de vie, à réduire la pauvreté liée à la maladie, à améliorer la productivité des travailleurs, à soutenir la réussite scolaire et à renforcer la cohésion sociale.

Instaurer un financement dédié et pérenne constitue la première pierre de cette transformation. Fixer pour la prévention un pourcentage clair du budget national de la santé, par exemple 10 % d'ici 2030, offrirait au pays une meilleure visibilité et stabilité. Ce choix politique fort permettrait de sécuriser durablement les programmes de vaccination, de dépistage, d'éducation sanitaire, mais aussi la prévention environnementale et la lutte contre les maladies chroniques émergentes. L'heure n'est plus aux demi-mesures ni aux slogans. La prévention doit changer de statut : d'une politique accessoire, elle doit devenir une priorité nationale plus particulièrement du ministère de la Santé, de la Prévention, et de l'Actions sociale.

Ce changement de paradigme est la seule voie possible pour transformer durablement le système de santé, protéger la population et inscrire la santé au cœur du développement humain.

IV. Axe 4 : Mesurer pour mieux gouverner

L'informatisation du système de santé constitue un axe stratégique incontournable dans la gouvernance sanitaire contemporaine. Elle n'est plus un luxe technologique, mais une condition de survie pour un système qui aspire à l'efficacité, à la transparence et à la modernité. Tous les pays qui ont engagé une modernisation réussie de leur système de santé ont placé le numérique au cœur de leurs réformes. Le Sénégal ne peut rester à l'écart de ce mouvement, sous peine de voir s'aggraver son retard en matière de pilotage et de planification. Encore faut-il la concevoir non pas comme un exercice technique isolé, mais comme un véritable levier de gouvernance.

Pour y parvenir, plusieurs solutions concrètes peuvent être envisagées.

Créer un cadre légal unique et contraignant

La première étape vers une informatisation crédible du système de santé sénégalais consiste à établir un socle juridique clair. Aujourd'hui, l'absence d'un cadre légal unique laisse place à des pratiques disparates, souvent improvisées, qui compromettent l'efficacité et la comparabilité des données.

Le Sénégal doit se doter d'une loi spécifique sur le dossier patient informatisé (DPI). Cette loi aurait pour vocation de définir un contenu minimal obligatoire (identité, antécédents, diagnostics, actes médicaux, prescriptions, résultats d'examens, suivi), garantissant une traçabilité complète du parcours de chaque patient. Elle préciserait les modalités d'accès pour les professionnels de santé autorisés, fixerait les règles d'archivage à long terme et encadrerait strictement les conditions de transmission aux autorités sanitaires.

Un tel dispositif juridique constituerait une avancée majeure. Il assurerait à chaque citoyen, quel que soit l'établissement où il est soigné, public ou privé, urbain ou rural, le droit fondamental à une continuité et une sécurité des soins. Il offrirait également à l'État une base solide pour construire une base nationale de données de santé, outil indispensable à la planification, à l'évaluation et à la transparence.

Ainsi, loin d'être une simple mesure administrative, cette loi constituerait un acte politique fort qui affirmerait que la donnée de santé appartient d'abord au patient, qu'elle est un bien public à protéger et qu'elle constitue le socle sur lequel se bâtira la gouvernance sanitaire du Sénégal.

Mettre en place une plateforme nationale de données de santé

L'informatisation ne peut produire ses effets si les données restent éparpillées dans des systèmes cloisonnés. Une plate-forme nationale doit être créée pour centraliser, sécuriser et harmoniser les informations issues des hôpitaux, des centres de santé, des laboratoires, des pharmacies et même des mutuelles.

Inspirée de modèles comme le Health Data Hub en France, cette plateforme serait bien plus qu'un entrepôt numérique. Elle deviendrait le cœur battant de la gouvernance sanitaire : outil de veille épidémiologique, support de planification des ressources, base d'évaluation de la qualité des soins, mais aussi levier de recherche et d'innovation. En la dotant d'une gouvernance transparente et indépendante, le Sénégal pourrait transformer sa faiblesse chronique en atout stratégique.

Rendre l'informatisation obligatoire et progressive

L'expérience montre qu'une informatisation laissée au volontariat reste inachevée. L'État doit rendre obligatoire le recours au dossier patient informatisé dans tous les établissements recevant des patients, publics comme privés.

Cette obligation pourrait être déployée progressivement : d'abord les hôpitaux universitaires et régionaux, puis dans les structures départementales avant d'atteindre les postes de santé.

Pour accompagner ce mouvement, un dispositif d'appui technique et financier doit être mis en place afin que les structures les plus modestes ne soient pas laissées de côté. Des incitations budgétaires ou fiscales pourraient encourager les établissements privés à s'inscrire rapidement dans le dispositif.

Adopter une nomenclature harmonisée

L'uniformité des données est la condition sine qua non d'une base fiable. Le Sénégal doit imposer l'utilisation de nomenclatures rec*onnues au niveau international comme classification internationale des maladies,* CIM-10 p*rochainement CIM-11 pour les diagnostics.*

Au-delà de l'harmonisation interne, cette adoption permettrait de comparer les performances nationales avec celles d'autres pays, de participer à des études épidémiologiques globales et d'attirer des partenariats scientifiques. Elle donnerait au Sénégal une place dans l'espace sanitaire mondial en alignant ses pratiques sur les standards internationaux.

Investir dans la formation et l'accompagnement

Un logiciel ne transforme pas un système de santé sans l'adhésion de ceux qui l'utilisent. Les médecins, infirmiers, sages-femmes et pharmaciens doivent être formés, non seulement à l'utilisation technique des outils, mais surtout à la cohérence qu'ils donnent aux actions menées : documenter pour soigner mieux, tracer pour protéger, coder pour planifier.

La création d'un corps spécialisé « d'informaticiens de santé » pourrait accompagner cette dynamique. À la croisée de la médecine, de la statistique et du numérique, ces nouveaux professionnels seraient les garants de la qualité des données recueillies et de leur exploitation. Ils joueraient un rôle central dans la transformation des pratiques et la diffusion d'une véritable culture de la donnée.

Garantir la sécurité et la confidentialité

La confiance des citoyens est la condition nécessaire à tout projet d'informatisation. Si les données médicales sont soupçonnées d'être exposées à des risques d'intrusion ou de mauvaise utilisation, le système sera rejeté.

Le Sénégal doit donc se doter d'une autorité indépendante de régulation des données de santé chargée de contrôler la conformité, d'assurer la cybersécurité et de sanctionner les abus. Des protocoles stricts de chiffrement, d'anonymisation et de consentement éclairé doivent être rendus obligatoires. Ces garanties sont la condition sine qua non de la réussite du projet pour que les patients acceptent de confier leurs données personnelles aux professionnels de la santé.

Prévoir un financement pérenne et innovant

L'informatisation représente un coût initial important, mais son retour sur investissement est considérable. Elle permet l'anticipation des besoins, une meilleure allocation des ressources et un gain de temps pour les soignants.

Pour la financer, l'État pourrait créer un fonds dédié à la digitalisation de la santé. Ce fonds serait alimenté par une part du budget national, mais aussi par des taxes de solidarité numérique (par exemple sur certains services télécoms) et par des partenariats publics-privés strictement encadrés. Il financerait l'équipement, la maintenance, la cybersécurité et la formation continue, garantissant ainsi la durabilité du dispositif.

V. Axe 5 : Prioriser l'innovation numérique au service de l'équité

Un défi décisif pour l'avenir réside dans l'intégration des technologies médicales et numériques dans le système de santé sénégalais. La révolution digitale n'épargne aucun domaine, et la santé en est l'un des terrains les plus prometteurs. La télémédecine, les plateformes de suivi à distance, les systèmes d'information hospitaliers ou encore les outils de surveillance épidémiologique offrent la possibilité de dépasser les frontières physiques, de désenclaver les territoires et d'apporter une expertise là où elle fait défaut.

Dans un pays marqué par de fortes disparités géographiques et par une offre de soins encore inégalement répartie, ces innovations constituent une chance unique. Toutefois, pour qu'elles deviennent de véritables leviers de transformation, elles doivent être encadrées par des politiques publiques claires et ambitieuses. Plusieurs pistes concrètes peuvent être envisagées.

Élaborer un cadre juridique et éthique pour la télémédecine

Le développement de la télémédecine constitue une opportunité majeure pour élargir l'accès aux soins, réduire les inégalités territoriales et renforcer la continuité du suivi médical. En revanche, cette révolution numérique ne peut s'enraciner durablement sans un cadre juridique et éthique solide.

Le Sénégal doit définir avec précision les conditions légales de la téléconsultation, du télédiagnostic et du télésuivi, en encadrant à la fois les responsabilités médicales, les modalités de rémunération et les exigences de protection des données personnelles. Il s'agit de garantir que chaque acte médical à distance bénéficie des mêmes standards de qualité, de sécurité et de traçabilité qu'un acte réalisé en présentiel. Ce cadre devra également clarifier la chaîne de responsabilité : celle du praticien, du patient, mais aussi des opérateurs techniques qui hébergent ou transmettent les données de santé.

Sur le plan éthique, la télémédecine ne doit pas être réduite à une solution de substitution pour pallier la pénurie de soignants. Elle doit demeurer un complément au parcours de soins, respectueux du consentement éclairé, du secret médical et de la dignité du patient.

En l'absence de régulation claire, le risque est grand de voir se multiplier des pratiques non encadrées, au détriment de la sécurité des patients et de la crédibilité du numérique en santé. Un cadre national unifié et inspiré des meilleures pratiques internationales (France, Maroc, Rwanda) offrirait au contraire les garanties nécessaires pour faire du numérique un levier d'équité, de qualité et de modernité au service du système de santé sénégalais.

Déployer prioritairement les technologies dans les zones rurales et sous-dotées

La télémédecine ne saurait être un privilège réservé aux grandes villes déjà médicalement dotées. Elle doit au contraire constituer un outil de rééquilibrage territorial au service des zones rurales et périphériques où les carences en ressources humaines et en infrastructures demeurent les plus aiguës.

Déployer prioritairement les technologies numériques dans ces territoires, c'est reconnaître que l'équité d'accès aux soins ne peut être atteinte sans une stratégie différenciée, orientée vers les populations les plus éloignées du système. La télémédecine doit ainsi devenir le bras prolongé de la solidarité nationale, reliant les villages isolés aux plateaux techniques des hôpitaux régionaux et nationaux. Des projets pilotes régionaux, adossés à des établissements de référence, pourraient constituer des modèles reproductibles :

– Des téléconsultations spécialisées (cardiologie, gynécologie, pédiatrie) pour compenser le déficit de spécialistes ;

– Des télé-expertises permettant aux médecins généralistes de confronter leurs diagnostics à distance ;

– Des plateformes de télé-imagerie facilitant l'interprétation des examens radiologiques en temps réel.

Pour réussir, cette stratégie suppose un investissement parallèle dans les infrastructures numériques de base : connectivité haut débit, alimentation électrique stable, formation des personnels de santé à l'usage des outils numériques et sensibilisation des communautés locales.

En somme, la télémédecine doit devenir un instrument de justice sanitaire. Son succès ne se mesurera pas au nombre d'applications créées mais à sa capacité à rapprocher les soins de celles et ceux qui, jusqu'ici, en étaient exclus.

Mettre en place un financement public-privé encadré

L'État, à lui seul, ne pourra pas supporter le coût d'un déploiement massif et durable des technologies numériques en santé. Le financement de la télémédecine, des infrastructures de connectivité et des systèmes d'information hospitaliers exige une mobilisation conjointe des ressources publiques et privées, dans un cadre clair, transparent et régulé.

Un partenariat public-privé, lorsqu'il est bien conçu, peut devenir un levier d'accélération puissant. Il permet d'associer l'innovation, la réactivité et les capacités d'investissement du secteur privé à la mission d'intérêt général portée par l'État. Cependant, pour éviter les dérives tarifaires et les logiques purement commerciales, ces partenariats devront être strictement encadrés par la puissance publique, sur la base de contrats équilibrés et d'indicateurs mesurables tels que la continuité du service, la qualité technique, la sécurité des données et l'accessibilité financière.

L'État devrait ainsi définir un modèle économique mixte avec :

– Une prise en charge partielle des investissements structurants (centres de données, interconnexion des hôpitaux, plateformes nationales) ;

– Des incitations fiscales ou tarifaires pour les opérateurs privés qui s'engagent à couvrir les zones rurales ou défavorisées ;

– Une tarification plafonnée pour les actes de télémédecine, afin d'éviter toute exclusion économique des patients.

Une autorité nationale de régulation du numérique en santé pourrait veiller à la conformité de ces partenariats, garantir la transparence des coûts et prévenir les situations de dépendance technologique.

Ainsi, loin d'opposer le public et le privé, il s'agit de les articuler intelligemment autour d'une ambition commune, celle de bâtir un écosystème numérique durable, équitable et souverain au service de la santé de tous.

Former les soignants aux outils numériques

L'intégration des technologies dans le système de santé ne se décrète pas : elle se prépare, se guide et s'accompagne. Aucun outil, aussi performant soit-il, ne peut transformer les pratiques s'il n'est pas compris, maîtrisé et intégré dans la culture professionnelle des soignants.

Les médecins, infirmiers, sages-femmes et techniciens devront être formés à l'usage des plateformes numériques, à l'interprétation des données de santé, mais aussi à la relation soignant-soigné à distance qui exige écoute, empathie et rigueur éthique. La compétence numérique pourra ainsi devenir une nouvelle dimension du professionnalisme médical.

Cette formation devra s'inscrire à plusieurs niveaux :

– **Initial** : dans les écoles de santé, où l'apprentissage du dossier patient informatisé, de la télémédecine et de la cybersécurité devrait devenir obligatoire ;

– **Continu** : pour les professionnels déjà en exercice, à travers des modules pratiques, des ateliers de simulation et des certifications ;

– **Managérial** : afin que les cadres de santé et responsables de structures puissent piloter la transformation numérique en pleine connaissance des enjeux techniques, organisationnels et éthiques.

En donnant aux soignants les compétences et les repères nécessaires, on transforme la technologie en un allié du soin plutôt qu'en une contrainte. À défaut, les outils risquent de rester des coquilles vides, déconnectées du réel et inopérantes dans la pratique quotidienne.

La réussite de la transition numérique dépendra donc moins des logiciels installés que des femmes et des hommes capables de les faire vivre avec intelligence, responsabilité et humanité.

Garantir l'inclusion et l'équité d'accès

La révolution numérique en santé n'a de sens que si elle profite à tous. Les technologies ne devront pas devenir un facteur supplémentaire d'inégalités, mais au contraire un levier d'inclusion et de justice sociale. Or, dans un pays où les disparités territoriales, économiques et générationnelles restent fortes, le risque est réel de voir se creuser une fracture numérique sanitaire entre les citoyens connectés et ceux qui ne le sont pas.

L'État aura donc la responsabilité d'intégrer, dès la conception des politiques numériques, une approche équitable et inclusive. Cela implique la mise en œuvre de mécanismes de soutien concrets en faveur des populations les plus vulnérables, afin que le numérique en santé devienne un facteur de cohésion plutôt qu'un vecteur d'exclusion. Il sera notamment nécessaire de :

– Garantir la gratuité ou une tarification sociale pour certaines téléconsultations, en particulier dans les zones rurales isolées ou économiquement défavorisées, afin d'éviter toute barrière financière à l'accès aux soins à distance ;

– Installer des bornes numériques accessibles dans les postes et centres de santé, pour les patients ne disposant pas d'équipement personnel (smartphone, tablette ou connexion Internet), pour leur permettre ainsi d'accéder à une téléconsultation assistée par un agent de santé ;

– Mettre en place un accompagnement spécifique pour les personnes âgées et les personnes en situation de handicap grâce à des médiateurs de santé formés à l'assistance numérique, capables de les aider à comprendre, d'utiliser et de s'approprier les outils proposés.

Ces dispositifs, s'ils sont pensés en amont, feront du numérique en santé un instrument d'équité et de solidarité, à la fois technologique et sociale.

Des campagnes de sensibilisation associant collectivités locales, associations et relais communautaires doivent favoriser cette appropriation. Faire du numérique un bien commun de santé publique, c'est refuser que l'innovation soit réservée à une élite. C'est également affirmer qu'en matière de santé, la modernité n'a de valeur que si elle demeure humaine, solidaire et accessible à tous.

Renforcer la cybersécurité et la protection des données

La confiance est la clé de toute transformation numérique. Sans elle, aucun système de télémédecine, aussi innovant soit-il, ne pourra durablement s'imposer. Les données médicales, parce qu'elles touchent à l'intimité de la personne, doivent être considérées comme des biens sensibles d'intérêt national, protégées par des mécanismes de sécurité robustes et une gouvernance claire.

Les informations collectées via les plateformes numériques (diagnostics, comptes rendus, imageries, dossiers patients) devront faire l'objet de protocoles stricts de chiffrement, d'anonymisation et d'hébergement sécurisé sur des serveurs certifiés et localisés de préférence sur le territoire national. La traçabilité des accès et la limitation des droits d'utilisation devront être systématiquement intégrées dans les systèmes pour prévenir tout usage abusif ou détourné.

Pour garantir la fiabilité du dispositif, il est indispensable de créer ou de renforcer une autorité nationale indépendante de régulation du numérique en santé, dotée de compétences en cybersécurité, en contrôle des prestataires et en capacité de prononcer des sanctions en cas de manquements. Cette instance travaillerait en étroite coordination avec la Commission de protection des données personnelles et les structures de régulation des télécommunications afin d'assurer une cohérence globale de la sécurité numérique en santé.

La cybersécurité ne doit pas être perçue comme une contrainte technique mais plutôt comme une condition éthique et démocratique. Elle protège les patients mais aussi les professionnels de santé en garantissant la confidentialité, l'intégrité et la souveraineté des données médicales du pays. Ainsi, renforcer la sécurité numérique, c'est protéger la confiance, fondement indispensable de toute médecine à distance.

Utiliser le numérique pour la surveillance épidémiologique

La collecte en temps réel des données issues des consultations, des prescriptions et des hospitalisations offrirait au Sénégal un outil stratégique d'anticipation. En s'appuyant sur des systèmes d'information interconnectés et fiables, il deviendrait possible de détecter précocement l'émergence de foyers épidémiques, de suivre leur évolution et d'y répondre de manière rapide et ciblée.

Un tel dispositif, fondé sur l'analyse continue des indicateurs de santé, renforcerait la vigilance épidémiologique du pays et permettrait une réactivité accrue face aux menaces sanitaires, qu'il s'agisse d'épidémies infectieuses, de crises environnementales ou de pics saisonniers de morbidité.

En outre, la centralisation et l'exploitation sécurisée de ces données favoriseraient une meilleure planification des ressources, une allocation plus efficiente des moyens et une coordination renforcée entre les niveaux de la pyramide sanitaire.

Ainsi, la donnée en temps réel ne serait pas seulement un instrument de surveillance, mais un véritable levier de gouvernance et de souveraineté sanitaire, capable de transformer la réactivité du système en une capacité d'anticipation durable.

CHAPITRE 2

SANTÉ MENTALE, BRISER LE SILENCE

Reconstruire une offre de santé mentale de proximité est aujourd'hui une urgence nationale et un impératif de santé publique. Trop longtemps, la souffrance psychique a été reléguée au second plan, confinée dans le silence, soumise à la stigmatisation ou reléguée à la fatalité. Les troubles mentaux continuent ainsi de se multiplier dans un vide institutionnel préoccupant dans un système de santé où les réponses demeurent fragmentaires, insuffisantes et souvent inaccessibles.

Le Plan stratégique d'amélioration de la qualité des soins en santé mentale 2024-2028 élaboré par la Division Santé Mentale du ministère marque une avancée institutionnelle majeure. Il inscrit la santé mentale comme un champ prioritaire du développement sanitaire.

Cependant, ce document, aussi ambitieux soit-il, révèle aussi les faiblesses d'un système encore en construction marqué par un manque de ressources humaines, des déséquilibres territoriaux, une dépendance financière et une coordination fragile.

C'est à partir de cette tension entre vision et réalité que s'articule la réflexion qui suit. Comment traduire les orientations du plan en politiques effectives, durables et humaines ?

I. Intégrer la santé mentale dans les soins primaires

Le plan stratégique consacre l'intégration de la santé mentale dans les soins de premier recours comme une priorité nationale. L'objectif de faire des postes et centres de santé les premières portes d'entrée pour la détection et la prise en charge des troubles mentaux courants est clairement établi.

Cette orientation rejoint les recommandations de l'OMS qui est de rapprocher le soin du citoyen, de réduire la stigmatisation et d'éviter l'errance thérapeutique. Néanmoins, la mise en œuvre reste timide. Pour plus de 18 millions d'habitants, le pays compte une quarantaine de psychiatres concentrés pour la plupart à Dakar. Les services spécialisés, au nombre d'une quinzaine, couvrent partiellement le territoire.

Le plan prévoit la formation des personnels de santé non spécialisés dont les médecins généralistes, les infirmiers et les sage-femmes au repérage et à la prise en charge de base. Toutefois, cette ambition risque de rester théorique faute de budget dédié et de mécanismes de supervision.

Les indicateurs de suivi du plan (nombre d'agents formés, intégration des modules dans le DHIS2, couverture régionale) sont pertinents, mais aucun cadre de financement durable n'est encore prévu pour soutenir la formation continue.

On a ainsi une limite majeure : l'intégration demeure "déclarative" sans investissement dans la formation et sans redéfinition du rôle des centres de santé.

Mes Propositions concrètes complémentaires sont de :

- Créer un module obligatoire de santé mentale dans la formation initiale et continue de tous les agents de santé (médecins, infirmiers, sages-femmes, agents communautaires). Cela a pour but de généraliser les compétences de base en psychiatrie dans tout le réseau de soins primaires.
- Élaborer un protocole national de repérage et de prise en charge précoce des troubles mentaux courants (dépression, anxiété, psychose, addictions) distribué à toutes les structures de santé. L'impact serait d'homogénéiser et sécuriser la pratique clinique de base.

➢ Mettre en place un système de supervision mobile régionale, avec des psychiatres référents effectuant des visites trimestrielles dans les districts. Cela afin d'accompagner techniquement la montée en compétence des équipes locales.

II. Créer des centres régionaux de santé mentale

Le plan 2024-2028 vise la décentralisation progressive des services psychiatriques. Il préconise la création ou la réhabilitation d'au moins un centre de référence par région, dotés d'équipes pluridisciplinaires. Aujourd'hui, seules huit régions disposent d'un service psychiatrique fonctionnel ; plusieurs zones du sud-est et du centre restent dépourvues de toute offre spécialisée.

Cette mesure rejoint les recommandations d'une psychiatrie de proximité. Mais les moyens annoncés (moins de 18 milliards F CFA pour cinq ans, soit à peine 1 000 F CFA par habitant et par an) rendent l'implantation de 14 centres régionaux irréaliste sans appui extérieur. Par ailleurs, aucun calendrier de priorisation régionale ni plan d'investissement pluriannuel n'est détaillé. Il serait plus judicieux de :

➢ Faire une priorisation avec mise en œuvre progressive de 3 régions pilotes/an

➢ Mettre en place un modèle de financement mixte entre l'État, les collectivités locales et les partenaires techniques et financiers pour un meilleur partage de la charge financière et une meilleure appropriation territoriale.

➢ Inclure les services de santé mentale dans les plans régionaux de développement sanitaire avec un budget fléché afin de les inscrire durablement dans les politiques régionales.

III. Former et valoriser les infirmiers psychiatriques

Dans un pays où le nombre de psychiatres restera durablement insuffisant selon le rapport national de santé mentale de 2019, la formation d'infirmiers spécialisés en psychiatrie apparaît comme une priorité stratégique, réaliste et urgente. Ces professionnels constituent le maillon essentiel d'une offre de santé mentale de proximité, capable d'atteindre les populations jusque dans les zones rurales et enclavées, là où les médecins spécialistes sont absents.

Le plan stratégique identifie clairement la rareté des ressources humaines comme le principal frein : 38 psychiatres, quelques pédopsychiatres et addictologues, une poignée d'infirmiers spécialisés. Il recommande la mise en place d'un programme national de formation en santé mentale et la création d'un réseau de référents régionaux. Cependant, cette orientation se heurte à deux obstacles structurels :

- Absence de filière diplômante clairement définie dans les écoles d'infirmiers d'État ;
- Non-valorisation statutaire et financière du personnel affecté en psychiatrie.

En l'état, le plan n'apporte ni schéma de financement, ni dispositif d'attractivité, ni mécanisme d'affectation équitable. La valorisation des carrières reste absente des mesures opérationnelles ; or sans incitation, la fuite des compétences vers Dakar ou l'étranger se poursuivra. Il convient de :

- Créer une filière diplômante nationale d'infirmiers psychiatriques, intégrée aux écoles de santé pour une professionnalisation du métier et un renforcement des compétences de proximité.
- Mettre en place une prime de spécialisation "santé mentale" pour les infirmiers et psychologues exerçant en psychiatrie publique.

➢ Accorder des bourses de spécialisation aux jeunes médecins et psychologues des régions pour réduire la concentration des spécialistes à Dakar.

➢ Déployer un système de mentorat pour que les hôpitaux phares comme Fann, Thiaroye, accompagnent les nouvelles unités régionales.

IV. Garantir l'accès aux psychotropes essentiels

La disponibilité continue des médicaments psychotropes conditionne la stabilité clinique des patients atteints de troubles mentaux. Sans traitement régulier, aucune prise en charge durable n'est possible.

Le plan souligne la faiblesse chronique de l'approvisionnement pharmaceutique : ruptures fréquentes, coûts élevés, prescriptions non maîtrisées. Il prévoit la mise à jour de la liste nationale de médicaments essentiels et la coordination avec la PNA pour la gestion des stocks.

Cependant, aucune stratégie logistique détaillée n'est fixée : pas de système de suivi automatisé, pas de mécanisme de financement pérenne pour les psychotropes, pas d'intégration claire dans la Couverture maladie universelle. Les psychotropes restent donc à la charge des familles dans la majorité des cas, une situation contraire aux principes d'équité du plan.

Hors les interruptions thérapeutiques ont des conséquences dramatiques : rechutes aiguës, réhospitalisations répétées, perte d'adhérence au traitement, désocialisation, aggravation du pronostic. Chaque rupture de stock brise non seulement un équilibre médical, mais aussi la confiance fragile entre le patient, sa famille et le système de santé.

Garantir un accès continu, sécurisé et équitable aux psychotropes essentiels doit donc devenir un objectif national prioritaire. Cette mission ne peut être laissée au hasard des commandes locales, elle exige une stratégie structurée, coordonnée et soutenue politiquement.

Il convient pour cela de mettre en place un programme national d'approvisionnement sécurisé, piloté par la Pharmacie nationale d'approvisionnement (PNA) en étroite collaboration avec le ministère de la Santé, la Division de la santé mentale et les hôpitaux régionaux. Ce programme devrait reposer sur :

– Une liste actualisée de médicaments psychotropes essentiels, alignée sur les recommandations de l'OMS et adaptée aux pathologies les plus prévalentes ;

– Un système d'information pharmaceutique intégré, permettant le suivi en temps réel des stocks, des consommations et des besoins régionaux ;

– Des procédures d'achat centralisées et transparentes, limitant les ruptures liées aux lenteurs administratives ou à la multiplicité des fournisseurs ;

– Un réseau de distribution régionalisé, garantissant une disponibilité minimale dans chaque région, y compris dans les zones rurales et enclavées.

Parallèlement, il est indispensable de former les pharmaciens, médecins et infirmiers à l'usage rationnel des psychotropes, pour prévenir les sur prescriptions, les détournements et les mésusages. Une régulation stricte doit encadrer l'importation, la dispensation et la traçabilité de ces médicaments sensibles, conformément aux conventions internationales sur les substances contrôlées.

Enfin, un mécanisme de financement pérenne, appuyé par des partenariats publics-privés régulés, pourrait assurer la durabilité du dispositif. L'accès aux psychotropes essentiels ne doit plus dépendre du revenu des familles : il doit être reconnu comme un droit fondamental lié à la santé mentale, au même titre que les vaccins ou les antirétroviraux.

Assurer la disponibilité des psychotropes, ce n'est pas seulement garantir un stock, c'est préserver la dignité et la stabilité de milliers de personnes. Là où le traitement est interrompu, la maladie reprend ses droits ; là où il est assuré, c'est souvent une vie entière qui se reconstruit.

V. Mener des campagnes de sensibilisation et de lutte contre la stigmatisation

Aucune réforme, aussi ambitieuse soit-elle, ne pourra porter ses fruits sans un changement profond du regard de la société sur la maladie mentale.

Le plan national évoque la promotion de la santé mentale communautaire et la participation des acteurs sociaux et religieux, mais sans plan d'action structuré. Aucune stratégie de communication de masse, aucun partenariat médiatique ou scolaire n'est budgétisé. La stigmatisation reste le principal frein à la recherche de soins : selon l'enquête nationale 2023, 23 % des personnes interrogées associent encore les troubles mentaux à une cause surnaturelle. Le plan reconnaît également l'importance des leaders communautaires, mais leur formation n'est pas planifiée.

Sans appropriation citoyenne, la réforme restera technocratique. Briser le mur du silence exige une stratégie nationale de sensibilisation continue, inclusive et multicanale.

Les écoles, les universités, les médias, les lieux de culte et les espaces communautaires doivent devenir des relais de cette transformation. Dans les établissements scolaires, il s'agit d'apprendre dès le plus jeune âge à reconnaître les émotions, à nommer la souffrance psychique et à valoriser l'entraide et l'écoute. Dans les médias, il faut promouvoir des récits positifs, des témoignages de rétablissement, des figures inspirantes qui montrent que la guérison est possible et que les troubles mentaux ne définissent pas une personne. Dans les mosquées, églises, daaras et associations de quartier, il convient d'impliquer les leaders religieux et communautaires, dont la parole a un poids décisif dans la construction des représentations collectives.

Les enseignants, journalistes, artistes et influenceurs doivent être mobilisés comme alliés de la cause. Une chanson, un film, une série ou un témoignage public peuvent parfois bouleverser davantage les mentalités qu'un discours institutionnel. L'objectif est clair : faire passer la santé mentale du domaine de la honte à celui de la solidarité.

Mais la sensibilisation doit aussi toucher le corps médical et paramédical. La stigmatisation s'exprime parfois au cœur même des structures de soins, où les patients psychiatriques sont mal accueillis, isolés ou rejetés. Former les soignants à l'écoute, à la communication adaptée et à la gestion de la détresse psychique constitue une étape essentielle pour restaurer la confiance et humaniser la relation de soin.

Enfin, célébrer la journée nationale de la santé mentale comme il se doit, en mobilisant chaque année la nation entière autour de ce sujet, serait un moment de sensibilisation, d'échanges et de témoignages qui symboliserait la reconnaissance institutionnelle d'un combat longtemps resté invisible.

Changer les mentalités est un travail de longue haleine, mais c'est aussi le socle de toute politique durable. Aucune infrastructure, aucune formation, aucun médicament ne pourra compenser une société qui rejette ou ignore ceux qui souffrent.

Lutter contre la stigmatisation, c'est réaffirmer la valeur de chaque vie, quelle que soit sa fragilité. C'est replacer l'humain au cœur de la santé publique.

VI. Au total : redonner un visage humain à la santé mentale

Ce chapitre a montré que reconstruire une offre de santé mentale de proximité ne relève pas de l'utopie mais bien d'un choix politique lucide et nécessaire. Le plan stratégique 2024-2028 constitue une étape fondatrice. Il reconnaît la santé mentale comme un pilier du développement humain et inscrit des orientations jusque-là absentes. La vision du plan est claire : « un Sénégal où chaque individu bénéficie de services de santé mentale de qualité sans exclusion ni stigmatisation ». Ses orientations stratégiques : approche multisectorielle, droits humains, couverture universelle, accompagnement psychosocial sont pertinentes. Cependant, la gouvernance proposée reste centrée sur le ministère de la Santé, sans articulation forte avec l'Éducation, la Justice, l'Action sociale ou les collectivités locales. Le financement, estimé à 17,9 milliards F CFA sur 5 ans, est largement en deçà des besoins pour un déploiement national.

Aucun plan de mobilisation de ressources n'indique les contributions attendues des partenaires, ni les priorités de dépenses. Le suivi-évaluation repose sur le DHIS2, encore non fonctionnel dans la majorité des structures psychiatriques.

Ce plan affiche ainsi plusieurs limites notamment un pilotage trop centralisé, des indicateurs peu robustes et une faible intégration dans les budgets régionaux. De même, il manque des objectifs pertinents mesurables comme le nombre de professionnels à former, le taux de couverture régionale à atteindre, les volumes de psychotropes à garantir et les campagnes de sensibilisation à mener.

Ses limites tiennent ainsi moins à son contenu qu'à son opérationnalisation. Briser le silence autour de la santé mentale nécessitera de prolonger l'esprit du plan tout en lui donnant chair avec des budgets, des acteurs et des visages.

Le Sénégal dispose déjà de forces sur lesquelles s'appuyer : des équipes engagées, des structures existantes, une expertise reconnue, et surtout, une jeunesse prête à s'impliquer dans les métiers du soin. Ce qui manque, ce n'est pas la compétence, mais l'ambition collective et la cohérence d'ensemble.

CHAPITRE 3

QUAND CHAQUE MINUTE COMPTE : REFONDER LA MÉDECINE D'URGENCE

La médecine d'urgence est le miroir le plus fidèle d'un système de santé : elle révèle sa réactivité, sa coordination et, au fond, sa capacité à protéger la vie.

Face aux constats, il ne suffit plus de déplorer les carences d'un dispositif d'urgence encore inachevé. Il faut désormais agir avec méthode et cohérence. Le Sénégal dispose des cadres stratégiques nécessaires, et d'une structuration progressive. Mais ces outils doivent être traduits en actions concrètes, visibles et durables.

Les recommandations qui suivent s'inscrivent dans cette logique : faire passer la médecine d'urgence d'un système réactif à un système anticipatif, capable d'assurer à chaque citoyen, où qu'il se trouve, une prise en charge rapide, coordonnée et équitable. Elles visent à renforcer la gouvernance, à structurer le maillage territorial, à valoriser les ressources humaines et à garantir un financement pérenne, afin que le droit à l'urgence devienne une réalité nationale.

Renforcer la gouvernance et la coordination

➢ Unifier le pilotage stratégique entre le COUS, le SAMU national et les régions médicales, en instaurant un Réseau national de gestion des urgences, chargé de la planification, de la régulation et de l'évaluation.

➢ Institutionnaliser un cadre interministériel de gestion de crise, associant les ministères de la Santé, de l'Intérieur, des Transports et de la Décentralisation, afin de garantir une réponse coordonnée entre les secours médicaux et civils. Les efforts de planification et de coordination multisectorielle constituent une avancée indéniable du PNDSS 2019-2028 mais sur le terrain, la coordination intersectorielle demeure fragmentée.

➢ Développer, avec la SONATEL, un système de veille basé sur la mobilité téléphonique (anonymisée), pour anticiper les pics d'affluence vers Touba, Tivaouane, etc. Cette approche a été utilisée avec succès au Rwanda et en Côte d'Ivoire pour la planification sanitaire pendant les événements de masse (World Bank, 2021 ; Balsari et al., 2022 ; Oliver et al., 2020). Un tel dispositif garantirait une coordination efficace entre les secours médicaux et civils, la mobilisation anticipée des moyens, et la sécurisation sanitaire des grands déplacements collectifs, dans une logique de prévention des catastrophes évitables.

➢ Instaurer un dispositif d'évaluation post-événement après chaque grand rassemblement en organisant une évaluation conjointe multisectorielle dans les 30 jours suivant l'événement. L'évaluation devra porter sur : la mortalité et la morbidité observée, les délais d'intervention, la coordination entre acteurs, la logistique et les communications. Les données devront être compilées dans un rapport national annuel sur les urgences majeures.

➢ Organiser chaque année, sous l'égide du COUS, un Forum national des urgences et exodes sanitaires réunissant tous les acteurs (santé, sécurité, collectivités, médias). L'objectif serait de partager les leçons apprises, actualiser les procédures, publier les indicateurs et renforcer la mémoire institutionnelle.

➢ Adopter un plan décennal de développement de la médecine d'urgence (2025-2035), assorti d'un financement pérenne et d'indicateurs de performance territoriaux pertinents.

Déployer un maillage territorial des urgences

L'objectif est de garantir qu'aucun citoyen ne soit à plus de 60 minutes d'un centre de prise en charge des urgences vitales.

➢ Rendre chaque région médicale autonome en matière de régulation et de réponse rapide en installant des centres régionaux de régulation médicale (CRRM) interconnectés au 1515 national.

➢ Mettre en place des “zones de couverture d'urgence” pour s'assurer qu'aucun citoyen ne soit à plus de 60 minutes d'un point de prise en charge d'urgence vitale.

➢ Doter chaque département d'au moins une ambulance médicalisée, d'un véhicule léger de transport sanitaire de première réponse et d'une unité mobile d'urgence (UMU) intégrée à la régulation régionale.

Former, spécialiser et fidéliser les ressources humaines

➢ Transformer le DIU de Médecine d'Urgence en Diplôme national de spécialité (DES)

➢ Créer une École nationale des métiers de l'urgence et du secours pour former les régulateurs, ambulanciers, secouristes communautaires et techniciens de soins d'urgence.

➢ Instaurer un plan de formation continue obligatoire pour les personnels hospitaliers et communautaires impliqués dans la chaîne de l'urgence.

➢ Valoriser les carrières : primes de risque, reconnaissance statutaire, passerelles vers la spécialisation.

Moderniser les équipements et le système d'information

➢ Équiper chaque hôpital régional d'un Service d'accueil des urgences standardisé avec zones de triage, de stabilisation et de réanimation conformes aux normes OMS.

- Mettre en place un plan national d'équipement biomédical d'urgence : respirateurs, défibrillateurs, oxygène, brancards hydrauliques.
- Créer et uniformiser un système d'information d'urgence : collecte en temps réel des données d'appels, d'interventions et de transferts, connecté à un système national d'information sanitaire.
- Renforcer la maintenance préventive à travers des contrats régionaux avec les ingénieurs biomédicaux.

Financer durablement la médecine d'urgence

- Créer un Fonds national des urgences médicales, alimenté par une ligne budgétaire dédiée du MSAS, une contribution solidaire des compagnies d'assurance et opérateurs de transport et des partenaires techniques et financiers
- Inclure les urgences dans la Couverture Maladie Universelle, afin de réduire les paiements directs des ménages en cas d'accident ou de détresse vitale.
- Encourager les partenariats public-privé pour la gestion des ambulances, la télémédecine et la maintenance.

Promouvoir la culture du réflexe d'urgence

- Lancer un programme "Chaque minute compte", visant à intégrer la formation aux gestes de premiers secours dans les programmes scolaires, universitaires et professionnels et à sensibiliser le grand public aux réflexes d'urgence et au numéro 1515.
- Organiser des exercices de simulation annuels à l'échelle régionale, pour tester la coordination entre services médicaux, pompiers et autorités locales.
- Créer des brigades communautaires de premiers répondants, formées par la Croix-Rouge ou la Protection civile, dans chaque commune.

➢ Six cibles à l'horizon 2030 pour faire de la prise en charge des urgences un réflexe :

- Plus de 80 % d'hôpitaux régionaux avec SAU fonctionnel 24h/24
- Plus de 250 urgentistes formés
- Un temps moyen de prise en charge pré-hospitalière inférieure à 60 min
- Un CRRM opérationnel interconnecté au 1515 dans chacune des 14 régions
- Une part du budget de la santé consacrée aux urgences supérieure à 5 %
- Une formation citoyenne (% de population formée aux premiers secours) supérieure à 15 %

Au total

Repenser la médecine d'urgence, c'est repenser la valeur qu'un pays accorde à la vie dans ses instants les plus fragiles. C'est bâtir une organisation où chaque minute compte, où la compétence remplace l'improvisation, et où la solidarité devient la première réponse vitale. Le Sénégal a les plans, les acteurs et les expériences. Il lui faut désormais la volonté de faire converger ces forces pour que chaque minute sauve une vie.

CHAPITRE 4

SANS CITOYENS, PAS DE RÉFORME DURABLE

Aucun système de santé ne peut se réformer durablement sans l'adhésion, la participation et la vigilance de ses citoyens. Une réforme qui ne s'appuie que sur les experts, les administrations ou les partenaires techniques n'est qu'un édifice fragile qui s'effondre dès que disparaît l'élan politique ou financier qui l'a portée.

Traditionnellement, le système de santé sénégalais a longtemps considéré les patients comme de simples usagers, destinataires passifs du savoir médical et des décisions administratives. Or, la santé n'est pas seulement une affaire de professionnels, c'est un bien collectif, un pilier du contrat social qui ne peut vivre sans la participation active de celles et ceux qu'il est censé servir.

Passer d'une logique de bénéficiaire à celle de co-acteur représente un véritable changement de paradigme.

Un système de santé ne se résume pas à ses hôpitaux, à ses médecins ni à son budget, il vit d'abord par et pour ses citoyens. Trop souvent, les réformes sanitaires sont conçues dans les bureaux, loin des réalités du terrain, comme des chantiers techniques ou institutionnels. Elles oublient que la santé est avant tout une œuvre partagée qui engage chaque individu dans ses comportements, ses choix, sa solidarité et sa responsabilité.

Au Sénégal, l'avenir du système de santé dépendra autant des décisions politiques que de la capacité des citoyens à s'en saisir, à les comprendre, à les exiger et à en devenir les gardiens. En effet, sans appropriation populaire, toute réforme reste lettre morte.

Le modèle vertical, hérité de la médecine coloniale et du paternalisme administratif où le patient se contente d'obéir et d'attendre est aujourd'hui obsolète. La santé moderne repose sur une autre logique, celle du citoyen acteur, responsable de ses comportements, partenaire du système, et co-constructeur des politiques publiques.

La prévention, l'adhésion aux mutuelles, la vigilance face aux abus, la transparence dans la gestion et la dénonciation des dysfonctionnements ne peuvent fonctionner sans une véritable culture citoyenne de la santé. C'est cette culture qu'il faut désormais construire par l'éducation, par l'information et par la confiance.

Une réforme de santé sans citoyens est comme un corps sans souffle, elle peut tenir un temps, mais elle ne survit pas.

I. Promouvoir et éduquer à la santé et à la citoyenneté sanitaire

La première condition d'une participation citoyenne réelle à la réforme du système de santé réside dans la promotion et l'éducation à la santé. On ne peut attendre des citoyens qu'ils soient acteurs d'un système qu'ils ne comprennent pas. La connaissance des droits, des devoirs, des mécanismes de financement, des enjeux de prévention ou encore des circuits de recours est encore trop souvent réservée aux professionnels et aux initiés.

Éduquer à la santé, c'est donc former des citoyens capables de comprendre, d'agir et de décider pour leur propre bien-être et celui de la collectivité. Cette éducation doit aller bien au-delà de la simple sensibilisation ponctuelle. Elle doit devenir un axe permanent des politiques publiques, au croisement de la santé, de l'éducation et de la citoyenneté.

Dès l'école primaire, les enfants devraient être initiés aux principes fondamentaux de la santé : hygiène, nutrition, environnement, prévention, respect du corps et de celui des autres. Au collège et au lycée, ces notions doivent s'enrichir de contenus sur la santé sexuelle et reproductive, la santé mentale, la gestion du stress, l'usage des écrans, la dépendance aux substances psychoactives, mais aussi la solidarité face à la maladie. Ces apprentissages, s'ils sont transmis avec régularité et cohérence, façonnent des générations capables de se protéger et de protéger autrui.

Dans les universités et les écoles de formation, notamment celles dédiées aux métiers du soin et du social, il serait nécessaire d'insister sur la citoyenneté sanitaire, les droits des patients, la transparence, la participation communautaire et l'éthique publique. La santé n'est pas seulement un acte médical, c'est aussi un acte civique.

Les médias, quant à eux, ont un rôle central à jouer dans cette pédagogie collective. À travers des émissions, des chroniques, des capsules audiovisuelles, ils peuvent traduire les enjeux sanitaires en langage simple, accessible, compréhensible par tous. Une presse de santé libre, rigoureuse et didactique est un outil de démocratie sanitaire autant qu'un vecteur de prévention.

Enfin, la société civile, les associations, les collectivités locales et les leaders religieux ou communautaires doivent être considérés comme des partenaires à part entière de l'éducation sanitaire. Ce sont ces acteurs de proximité qui peuvent transformer la connaissance en engagement, l'information en action.

L'éducation à la santé est donc bien plus qu'un volet technique : c'est un investissement dans la conscience citoyenne. En effet, un peuple informé devient un peuple responsable, capable de demander des comptes, de corriger les dérives et de co-construire son avenir sanitaire.

Former des citoyens en santé, c'est préparer le terrain d'une réforme durable. C'est bâtir une société qui ne subit plus la santé publique mais la façonne.

II. Promouvoir la participation communautaire et la gouvernance locale en santé

Une réforme de santé durable ne peut être pensée uniquement du sommet vers la base. Elle doit aussi s'enraciner dans les territoires, au plus près des réalités vécues. C'est là que chaque jour se jouent la prévention, le recours aux soins, la confiance ou la défiance envers le système.

Au Sénégal, les communautés locales ont toujours joué un rôle essentiel dans la solidarité sanitaire : les tontines, les comités de santé, les associations de quartier, les relais communautaires et les mutuelles en sont les héritiers. Cependant, leur rôle reste trop souvent limité, consultatif ou dépendant de projets extérieurs.

Pourtant, la participation communautaire ne doit pas être perçue comme un supplément d'âme mais plutôt comme un pilier de gouvernance et de performance. Elle permet de mieux comprendre les besoins, d'adapter les réponses, et surtout, de créer un lien de confiance entre la population et les institutions sanitaires.

Redonner sens aux comités de santé

Les comités de santé, présents dans la plupart des postes et centres de santé, ont été conçus pour associer les populations à la gestion locale. Bien trop souvent, ils fonctionnent difficilement, faute de formation, de transparence ou de moyens. Il faut les revitaliser :

– En clarifiant leur statut et leurs missions (gestion, redevabilité, sensibilisation, mobilisation sociale) ;

– En formant leurs membres à la gestion participative, au suivi budgétaire et à la communication sanitaire ;

– En instaurant des mécanismes de transparence — publication des comptes, réunions ouvertes, comptes rendus publics pour renforcer la confiance.

Des comités de santé bien formés, représentatifs et soutenus peuvent devenir de véritables organes de gouvernance locale, capables d'assurer le lien entre l'État et les citoyens, entre la stratégie nationale et les besoins concrets du terrain.

Mobiliser les collectivités territoriales

La décentralisation sanitaire ne doit pas se réduire à un transfert de charges administratives. Elle doit être envisagée comme un partage effectif de responsabilités et d'initiatives. Les communes et départements, au plus près des populations, doivent être pleinement impliqués dans la planification, le financement et le suivi des actions de santé.

Des plans locaux de santé pourraient être élaborés dans chaque collectivité, intégrant les priorités régionales (santé maternelle, mentale, environnementale, etc.) et être articulés avec le Plan national de développement sanitaire et social.

Cette approche ascendante donnerait une visibilité territoriale aux politiques de santé et permettrait une adaptation plus fine aux réalités démographiques, culturelles et environnementales.

Donner une voix aux associations d'usagers

Les associations de patients et d'usagers du système de santé représentent une ressource précieuse encore largement sous-exploitée. Leur implication dans les instances de concertation, les conseils d'administration des hôpitaux, les campagnes d'information ou l'évaluation des services est essentielle pour faire vivre une véritable démocratie sanitaire.

Leur reconnaissance officielle, appuyée par des dispositifs de financement et de formation, renforcerait la redevabilité du système et offrirait aux citoyens un espace de dialogue structuré avec les autorités sanitaires.

Valoriser la santé communautaire comme levier de résilience

La santé communautaire est plus qu'une approche : c'est une philosophie. Elle repose sur la conviction que les populations sont les premières actrices de leur propre santé. Le modèle sénégalais, historiquement pionnier en Afrique de l'Ouest, doit être relancé à travers :

– La formation et la rémunération stable des relais communautaires ;

– La création de postes de coordination communautaire dans chaque district sanitaire ;

– Le développement de programmes d'innovation sociale, associant numérique, participation et autonomisation des groupes locaux.

La participation communautaire, lorsqu'elle est encadrée, formée et soutenue, devient un puissant moteur de confiance et de durabilité. C'est dans les villages, les quartiers, les marchés et les écoles que se joue l'avenir du système de santé, là où les citoyens cessent d'être des spectateurs pour devenir les vigies du bien commun.

III. Responsabiliser les citoyens dans le financement et le contrôle du système de santé

La participation citoyenne ne se limite pas à la parole ou à la sensibilisation, elle doit aussi s'exprimer dans le financement et le contrôle démocratique du système de santé. Sans appropriation financière et sans redevabilité publique, aucune réforme ne peut s'enraciner durablement.

Au Sénégal, la couverture du risque maladie repose encore largement sur la dépense directe des ménages. Cette situation crée une double injustice avec des pauvres qui paient proportionnellement plus et un accès aux soins qui est tributaire du pouvoir d'achat plutôt que du besoin médical.

Faire des mutuelles de santé un pilier citoyen de solidarité

Initiées depuis plusieurs décennies, les mutuelles de santé communautaires constituent une innovation sociale majeure. Elles incarnent une logique de solidarité horizontale où les citoyens s'unissent pour se protéger collectivement contre le risque de maladie. Cependant, leur fonctionnement reste souvent précaire. On constate de faibles taux d'adhésion, des difficultés de gestion et une absence d'interconnexion avec les structures publiques. Pour en faire un outil de citoyenneté sanitaire, il faut :

– Renforcer la formation des gestionnaires mutualistes et leur accompagnement administratif ;

– Assurer la transparence des cotisations et des remboursements, avec des audits périodiques publics ;

– Promouvoir l'adhésion obligatoire ou incitative pour certaines catégories (fonctionnaires, travailleurs du secteur informel organisé, étudiants) ;

– Connecter les mutuelles au système national de protection social pour garantir leur viabilité financière et leur articulation avec la Couverture Maladie Universelle (CMU).

Une mutuelle bien gérée ne doit pas être perçue comme un simple mécanisme de remboursement mais plutôt comme une école de démocratie sanitaire où les citoyens apprennent à mutualiser les risques, à débattre des priorités et à contrôler collectivement les ressources.

Promouvoir la transparence et le contrôle citoyen

La confiance du public dans le système de santé repose sur la transparence et la redevabilité. Trop souvent la gestion des fonds publics, des projets et des dons échappe au regard des citoyens. Il est temps d'ouvrir les données, d'expliquer les stratégies mises en place et de rendre des comptes. Des comités locaux de suivi des dépenses de santé, associant représentants de la société civile, élus locaux et gestionnaires pourraient être institués dans chaque district sanitaire. Ils auraient pour mission de :

– Suivre l'exécution budgétaire des établissements ;

– Publier régulièrement les dépenses et subventions reçues ;

– Vérifier la cohérence entre les priorités sanitaires locales et les ressources mobilisées.

Au niveau national, la création d'un Observatoire citoyen de la santé rassemblant associations, universitaires et journalistes pourrait renforcer la transparence des politiques publiques grâce à la publication des budgets, l'évaluation des programmes et le suivi des indicateurs de performance.

Responsabiliser les citoyens par la fiscalité sanitaire

La participation citoyenne au financement de la santé passe aussi par une fiscalité solidaire et lisible. Le citoyen doit savoir où vont ses contributions et comment elles servent l'intérêt général. Une partie des taxes sur les produits nocifs à la santé (tabac, alcool, boissons sucrées, plastiques, pollution) pourrait être affectée directement au financement de la santé publique avec une communication claire sur leur usage. Déjà appliqué avec succès au Ghana ou au Rwanda, ce type de mécanisme renforce la conscience collective que la santé est une responsabilité partagée : chacun contribue, chacun bénéficie, chacun contrôle.

Responsabiliser les citoyens, ce n'est pas leur transférer le poids du financement, c'est leur redonner la maîtrise et la confiance. Un système de santé qui rend des comptes à ses citoyens est un système qui s'améliore, qui apprend et qui dure.

La démocratie sanitaire n'est pas une option : c'est la condition même de la durabilité de toute réforme.

IV. Valoriser la société civile et les médias comme contre-pouvoirs constructifs

Aucun système de santé ne peut progresser durablement sans regard extérieur, sans veille citoyenne et sans contre-pouvoirs constructifs. A eux seuls l'État et les professionnels de santé ne détiennent ni la vérité ni la légitimité du changement. La société civile, les associations d'usagers, les journalistes, les chercheurs et les artistes jouent un rôle essentiel, celui de veille éthique, de dénonciation des dérives et de catalyseur d'innovation sociale.

La société civile, conscience du système

La société civile sénégalaise a déjà prouvé sa capacité à influencer les politiques publiques, notamment dans la lutte contre le VIH, les mutilations génitales féminines ou la mortalité maternelle. Ces expériences montrent que, lorsqu'elle est organisée, informée et reconnue, la société civile peut devenir un véritable partenaire de gouvernance. Dans le domaine de la santé, elle peut contribuer à :

– Documenter les réalités du terrain, en apportant des données indépendantes sur l'accès, la qualité et la satisfaction des soins ;

– Interpeller les autorités en cas de dysfonctionnements ou d'abus ;

– Plaider pour une meilleure équité territoriale et sociale ;

– Accompagner la population dans la compréhension des politiques publiques.

Pour cela, il est nécessaire de renforcer les capacités institutionnelles et financières des organisations de la société civile actives en santé, de favoriser leur accès à l'information publique et de les associer systématiquement aux concertations et évaluations nationales.

Une plateforme nationale de dialogue entre l'État et la société civile sanitaire pourrait être créée avec le double rôle d'assurer une veille citoyenne sur les réformes et de faire des propositions de mesures correctrices.

Les médias, acteurs de transparence et d'éducation collective

Les médias constituent un levier fondamental de la démocratie sanitaire. Bien plus que de simples relais d'information, ils peuvent devenir des vecteurs d'éducation, de transparence et de responsabilisation. Une presse de santé libre et compétente est non seulement un garde-fou contre la désinformation mais aussi un moteur de changement social.

Les journalistes spécialisés en santé devraient être soutenus et formés aux enjeux du système : lecture des budgets, compréhension des politiques publiques, vulgarisation scientifique, éthique du reportage médical. Des partenariats entre le ministère de la Santé, les écoles de journalisme et les organisations de presse pourraient permettre de créer une véritable culture médiatique de la santé publique.

En parallèle, les radios communautaires, les plateformes numériques et les réseaux sociaux peuvent devenir des outils puissants pour diffuser la culture sanitaire au plus près des populations, notamment en langues locales.

Un contre-pouvoir pour construire, non pour détruire

Valoriser la société civile et les médias, ce n'est pas nourrir l'opposition, c'est renforcer l'équilibre démocratique. Le contrôle citoyen ne doit pas être perçu comme une menace mais plutôt comme un gage de transparence et d'amélioration continue.

Un contre-pouvoir éclairé, critique mais responsable permet d'éviter les dérives, de corriger les failles, et surtout, d'entretenir la confiance collective dans les institutions sanitaires.

Un système de santé fort n'est pas celui qui ne connaît pas la critique. Un système de santé fort est celui qui sait l'écouter, y répondre et s'en nourrir.

V. Au total : Sans ancrage citoyen, la réforme reste éphémère

La santé n'est pas l'affaire des seuls médecins, encore moins des seuls ministres. Elle appartient à tous. Si les citoyens ne sont pas impliqués, informés et responsabilisés, toute réforme restera fragile, exposée aux aléas politiques et aux résistances corporatistes.

La réussite d'une réforme sanitaire ne se mesure pas seulement à l'aune de la modernité des infrastructures, à la compétence des professionnels ou à la précision des indicateurs. Elle se mesure avant tout à la place accordée aux citoyens. Là où la population reste spectatrice, la réforme s'essouffle. Là où elle devient actrice, la transformation s'enracine.

Le système de santé sénégalais ne pourra se consolider qu'en plaçant le citoyen au centre de son architecture. L'éducation à la santé, la participation communautaire, la contribution au financement, la vigilance civique et la liberté de la presse sont autant de leviers qui permettent à la santé d'être considérée comme un bien public partagé. Ce chapitre l'a montré :

– Éduquer à la santé, c'est préparer des générations averties en matière de santé et responsables.

– Favoriser la participation communautaire, c'est rapprocher la décision du terrain.

– Responsabiliser les citoyens dans le financement et le contrôle, c'est rendre le système plus équitable et plus transparent.

– Valoriser la société civile et les médias, c'est garantir une vigilance permanente, une parole libre et un espace de dialogue.

Dans son essence la plus profonde, la santé est un acte collectif. Elle ne se décide pas par décret ou par stratégie, elle se construit chaque jour dans les gestes et les choix des citoyens, dans leur manière de vivre ensemble, de s'informer, de se mobiliser, de dénoncer et de protéger.

Faire du citoyen un acteur de la santé, ce n'est pas lui déléguer les responsabilités de l'État, mais réconcilier le pouvoir public et la société dans une même mission de dignité et de solidarité.

Une réforme de santé sans citoyens est une réforme sans âme. Par contre, un peuple conscient, vigilant et solidaire peut transformer un système entier, même avec des moyens modestes. C'est là le véritable moteur de la durabilité : une alliance lucide entre l'État et les citoyens pour la santé de tous.

TROISIÈME PARTIE

L'URGENCE D'UNE COOPÉRATION RÉGIONALE POUR UNE SOUVERAINETÉ SANITAIRE

Les crises récentes ont brutalement mis à nu la fragilité structurelle des systèmes de santé africains, révélant leur forte exposition à l'extérieur. La pandémie de COVID-19 a agi comme un révélateur impitoyable en montrant une incapacité à produire localement les vaccins, des ruptures d'approvisionnement en médicaments essentiels, une dépendance quasi totale aux importations de matériel médical, de réactifs de laboratoire ou d'oxygène médical.

Comme la plupart de ses voisins ouest-africains, le Sénégal s'est retrouvé dans une posture d'attente et de vulnérabilité, suspendu aux dons internationaux et aux mécanismes multilatéraux pour protéger sa population. Cette situation qui n'a rien d'accidentel résulte d'une faiblesse structurelle ancienne, héritée de décennies de sous-investissement dans la production pharmaceutique, la recherche et les infrastructures industrielles de santé.

Aujourd'hui encore, la dépendance demeure massive. Selon l'Organisation mondiale de la santé, près de 95 % des médicaments utilisés sur le continent africain sont importés (OMS, Inside Africa's drive to boost medicines and vaccine manufacturing, 2023). Cette dépendance structurelle, aggravée par les aléas logistiques et les fluctuations des marchés mondiaux, expose la région à des ruptures fréquentes d'approvisionnement et à une hausse continue du coût des traitements. Elle met en lumière une vérité simple mais fondamentale : sans souveraineté pharmaceutique, il ne peut y avoir de sécurité sanitaire durable.

L'Afrique de l'Ouest ne peut plus se contenter d'être le marché des autres. Elle doit devenir actrice de sa propre santé, en développant des capacités régionales de production, d'innovation, de coordination et de réponse aux urgences.

Cela suppose une coopération régionale renforcée, portée non par la contrainte mais par la conscience d'un destin commun. Aucun pays, aussi volontariste soit-il, ne pourra affronter seul les défis épidémiologiques, industriels et logistiques à venir. Mutualiser les savoirs, les ressources, les laboratoires, les plateformes logistiques et les cadres réglementaires est la seule voie réaliste pour construire une souveraineté sanitaire partagée, au service de tous.

Cette troisième partie proposera des pistes concrètes pour bâtir cette souveraineté collective, passant par :

– La structuration d'une production pharmaceutique régionale, ancrée dans des pôles de compétence et d'innovation ;

– Le renforcement de la régulation et l'interopérabilité des systèmes de santé, pour assurer la qualité et la circulation des produits et des données ;

– Le développement de mécanismes communs de veille, d'achat et de réponse aux crises ;

– Surtout l'inscription de la santé dans la vision politique d'une Afrique capable de se protéger elle-même.

La santé n'est pas seulement une affaire médicale. Elle soulève la problématique de la souveraineté, de la dignité et de la stabilité nationale.

Et sur ce terrain, aucune nation africaine ne pourra se sauver seule.

CHAPITRE 1

DES OPPORTUNITÉS RÉGIONALES À SAISIR

Cette ambition de bâtir une véritable souveraineté sanitaire n'est pas hors de portée. L'Afrique de l'Ouest dispose d'atouts considérables pour y parvenir : une population jeune et dynamique, des institutions régionales solides comme la CEDEAO, l'Union africaine, l'Organisation Ouest-Africaine de la Santé, un réseau croissant de chercheurs compétents et des laboratoires de référence. Ces ressources humaines et institutionnelles constituent les fondations d'une stratégie régionale capable d'inverser la dépendance historique aux importations.

Les partenariats Sud-Sud ouvrent de nouvelles perspectives. Ils permettent non seulement le transfert de technologies, mais aussi la co-construction de filières industrielles adaptées aux réalités africaines. Les coopérations avec le Maroc, l'Inde ou Cuba illustrent déjà ce mouvement vers une solidarité technique et scientifique entre pays émergents. Parallèlement, plusieurs initiatives intra-africaines démontrent la capacité du continent à mutualiser la recherche, la production et l'innovation au service de la santé publique.

La Zone de libre-échange continentale africaine (ZLECAf) offre également un cadre inédit de collaboration économique et industrielle. En harmonisant les réglementations, les procédures d'enregistrement des médicaments et les normes de qualité, elle pourrait créer un marché pharmaceutique intégré, suffisamment vaste et cohérent pour attirer les investisseurs et soutenir la production locale de médicaments, de vaccins et de dispositifs médicaux.

L'Afrique de l'Ouest peut (et doit) devenir une région de solutions, et non plus se contenter d'être seulement un espace de consommation dépendant des marchés extérieurs. Les réussites du Rwanda dans la fabrication de vaccins, du Ghana dans la production de tests diagnostiques ou du Sénégal à travers l'Institut Pasteur de Dakar montrent qu'une souveraineté sanitaire africaine est possible, à condition d'être pensée collectivement, durablement et stratégiquement.

Si elle est accompagnée d'une volonté politique claire et d'un investissement soutenu, cette dynamique régionale pourrait transformer la vulnérabilité héritée en une force de coopération, d'innovation et de résilience pour tout le continent.

CHAPITRE 2

PROPOSITIONS POUR UNE SOUVERAINETÉ SANITAIRE RÉGIONALE

I. Mutualiser les achats de médicaments et de vaccins

Dans son article intitulé **« L'industrie pharmaceutique en Afrique : entre défis et opportunités »**, le cabinet Morgan Philips soulignait avec justesse :

"L'Afrique abrite 17,2 % de la population mondiale en 2020, mais seulement 3 % de la production pharmaceutique mondiale. Pourtant, 25 % des malades de la planète, toutes pathologies confondues, sont africains. Le secteur pharmaceutique est ainsi un enjeu majeur dans lequel le continent doit investir : accès à des médicaments abordables et de qualité et mise en place de politiques publiques et de partenariats publics-privés adaptés."

Ainsi, plutôt que d'acheter séparément, à faible volume et à des conditions souvent désavantageuses, les pays d'Afrique de l'Ouest gagneraient à unir leurs forces pour mutualiser leurs commandes de médicaments, de vaccins et de produits de santé stratégique. Une telle approche collective renforcerait leur pouvoir de négociation face aux fournisseurs internationaux, réduirait les coûts unitaires, et sécuriserait durablement les chaînes d'approvisionnement.

La mise en place d'un mécanisme régional d'achat groupé, inspiré du Fonds mondial ou de l'Alliance Gavi, constituerait une réponse concrète à la fragmentation actuelle des marchés pharmaceutiques africains. En harmonisant les besoins, les calendriers et les appels d'offres, les États pourraient négocier directement avec les fabricants, obtenir des tarifs préférentiels et garantir la qualité et la traçabilité des produits acquis.

Une telle initiative encouragerait aussi la transparence dans les procédures d'acquisition et de distribution, réduirait les risques de ruptures de stock, de surcoûts et de contrefaçons, tout en favorisant une meilleure planification régionale des besoins sanitaires.

Elle s'inscrirait pleinement dans une logique de solidarité et d'efficacité collective au service des politiques nationales d'immunisation, de prévention et de prise en charge des maladies chroniques.

En définitive, cette mutualisation ne serait pas seulement une stratégie d'achat : elle représenterait un premier pas vers la construction d'un véritable marché pharmaceutique ouest-africain intégré, capable, demain, non seulement d'acheter ensemble, mais aussi de produire ensemble.

II. Soutenir une industrie pharmaceutique locale

La création d'une industrie pharmaceutique régionale constitue la pierre angulaire de toute souveraineté sanitaire. Aucun système de santé ne peut prétendre à l'indépendance tant qu'il demeure tributaire des importations pour ses médicaments, ses vaccins ou ses consommables essentiels.

L'enjeu, aujourd'hui, est de rompre avec cette logique de dépendance pour s'engager dans une dynamique de production partagée, ancrée dans les capacités réelles et les besoins stratégiques du continent. Dans cette perspective, la Zone de libre-échange continentale africaine devrait être le cadre naturel d'amorce d'un marché pharmaceutique commun africain. Elle offrirait un levier institutionnel puissant pour attirer les fabricants mondiaux à s'implanter durablement sur le continent, à travers la création d'usines locales, de filiales régionales et de partenariats industriels à forte valeur ajoutée.

Les bénéfices d'une telle orientation seraient considérables en termes de développement économique, de transfert de technologies et de hautes compétences, de création d'emplois qualifiés, mais aussi de renforcement de la recherche appliquée et d'ancrage d'un savoir-faire industriel africain dans le domaine de la santé.

Le développement de cette industrie exige un soutien politique fort, cohérent et durable, structuré autour de plusieurs leviers complémentaires :

- Des incitations fiscales et douanières pour encourager l'investissement privé et abaisser les coûts de production ;
- Des partenariats publics-privés permettant le transfert de technologies, la montée en compétence et la diffusion du savoir-faire industriel ;
- La création d'un fonds d'investissement régional pour la santé destiné à financer les infrastructures, la recherche et la formation technique ;
- L'harmonisation des normes de fabrication, de certification et de contrôle qualité entre les États membres de la CEDEAO, condition indispensable à la libre circulation des produits et à la confiance du marché régional.

Des initiatives pionnières démontrent déjà que cette ambition est réalisable. L'usine MADIBA de l'Institut Pasteur de Dakar dédiée à la production de vaccins illustre la capacité africaine à conjuguer excellence scientifique, souveraineté industrielle et intérêt public. Ce modèle doit être multiplié, étendu à d'autres maillons de la chaîne pharmaceutique et intégré dans une stratégie régionale coordonnée où chaque pays contribuerait selon ses atouts en apportant recherche, formulation, conditionnement, logistique ou distribution.

Bâtir une industrie pharmaceutique régionale, c'est investir dans la résilience, la sécurité et la dignité sanitaire du continent. C'est aussi créer des emplois qualifiés, stimuler la recherche locale, renforcer la confiance dans les institutions publiques. Une industrie pharmaceutique régionale est le moyen de faire de l'Afrique de l'Ouest un acteur stratégique de la santé mondiale et un partenaire à part entière de l'innovation mondiale et non plus un simple consommateur de solutions venues d'ailleurs.

III. Renforcer la régulation régionale et le contrôle de la qualité pharmaceutique

Aucune souveraineté sanitaire ne peut s'enraciner sans une régulation forte et crédible du secteur pharmaceutique. La capacité à produire localement n'a de sens que si elle s'accompagne d'un contrôle rigoureux de la qualité, d'une harmonisation normative régionale et d'une surveillance continue des produits mis sur le marché. Sans cela, la confiance du public et des partenaires serait compromise et les marchés africains resteraient fragmentés et vulnérables.

L'un des défis majeurs de la région réside dans la multiplicité des cadres réglementaires nationaux, souvent hétérogènes, aux niveaux de contrôle, de certification et de traçabilité très inégaux. Cette dispersion fragilise la surveillance pharmaceutique et ouvre la voie à la circulation de médicaments falsifiés ou de qualité inférieure, un fléau persistant sur le continent.

Selon l'Organisation mondiale de la santé (OMS, 2023), ces produits représentent entre 10 et 20 % des médicaments mis en circulation en Afrique de l'Ouest. Les conséquences sanitaires et économiques sont considérables avec des échecs thérapeutiques, des résistances antimicrobiennes, une perte de confiance dans les systèmes de santé et par conséquence une atteinte à la souveraineté pharmaceutique des États.

À l'échelle ouest-africaine, la CEDEAO a déjà engagé à travers la Direction de la réglementation pharmaceutique (DRP/OOAS) des initiatives structurantes visant à harmoniser les procédures d'enregistrement, les bonnes pratiques de fabrication et les normes de contrôle qualité. Pour consolider cette dynamique, plusieurs actions prioritaires s'imposent :

- Accélérer la mise en réseau des agences nationales du médicament en créant une plateforme de données partagées sur les autorisations, les retraits et les alertes sanitaires ;
- Renforcer les capacités des laboratoires de contrôle régionaux afin de garantir la conformité des produits fabriqués ou importés ;
- Promouvoir la certification unique CEDEAO, permettant de ce fait la libre circulation des produits pharmaceutiques autorisés dans l'espace régional ;
- Intensifier la lutte contre la contrefaçon par la digitalisation de la traçabilité (codes QR, registre électronique des lots) et par la coopération douanière ;
- Former et mutualiser les compétences en pharmacovigilance, inspection et audit qualité.

Une régulation forte est le socle de la confiance. C'est elle qui crédibilise la production locale, sécurise les marchés et protège les citoyens. Elle conditionne au fond la transformation de l'Afrique de l'Ouest, abandonnant la position d'un espace de consommation dépendant, pour devenir un pôle de production souverain où la santé devient un domaine d'excellence et de fierté continentale.

IV. Créer un observatoire ouest-africain des maladies émergentes

La pandémie de COVID-19, tout comme les épidémies récurrentes de la sous-région, a rappelé la vulnérabilité structurelle des systèmes de santé ouest-africains face aux menaces transfrontalières. Dans un espace où les frontières sont poreuses et les mobilités humaines intenses, aucune nation ne peut affronter seule ces crises. La réponse doit être collective, coordonnée et anticipée.

Si l'Organisation Ouest-Africaine de la Santé (OOAS) joue déjà un rôle clé dans la coordination régionale, la surveillance intégrée et le renforcement des capacités sanitaires, ses missions demeurent trop larges et généralistes pour garantir une vigilance continue et spécifique sur les maladies émergentes.

D'où la nécessité de créer un Observatoire ouest-africain dédié aux maladies émergentes, structure spécialisée travaillant en synergie avec l'OOAS, mais dotée de moyens propres, d'une gouvernance scientifique indépendante et d'une capacité d'action en temps réel.

Cet observatoire aurait pour vocation de collecter, harmoniser et analyser en continu les données épidémiologiques, de détecter précocement les signaux d'alerte, et de coordonner la riposte transfrontalière. Il constituerait ainsi le maillon manquant entre la veille stratégique de l'OOAS et la réponse opérationnelle des États, garantissant à la CEDEAO une souveraineté sanitaire fondée sur la réactivité, la transparence et la coopération. Ses missions engloberaient 5 grands axes d'actions concrètes, qui viennent compléter et dépasser les missions actuelles de l'OOAS.

- Surveillance et détection précoces des menaces ;
- Réseau intégré de laboratoires et de centres sentinelles ;
- Gestion et coordination des alertes transfrontalières ;
- Production de connaissances et communication scientifique ;
- Appui technique et renforcement des capacités

Il ne remplace pas l'OOAS, mais il en renforce le bras opérationnel, à la manière du ECDC (Centre européen de prévention et de contrôle des maladies) au sein de l'Union européenne.

Mais la veille épidémiologique ne saurait se limiter à la seule dimension biomédicale. La compréhension des comportements, des perceptions et des dynamiques sociales conditionne largement l'efficacité des réponses sanitaires. À ce titre, l'intégration du Réseau Ouest-Africain d'Anthropologie des Épidémies Émergentes (RAEE) dans la gouvernance de l'Observatoire permettrait d'ajouter une lecture anthropologique et communautaire aux données épidémiologiques.

Ce réseau déjà actif sur plusieurs terrains (Guinée, Côte d'Ivoire, Sénégal, Mali) a démontré combien les facteurs culturels, religieux et socio-économiques influencent l'adhésion aux mesures de prévention, la gestion des rumeurs et la confiance envers les institutions sanitaires. Son implication garantirait que la réponse régionale soit non seulement scientifiquement rigoureuse, mais aussi socialement intelligible et acceptée par les populations.

La gouvernance de l'Observatoire pourrait s'appuyer sur les structures existantes de la CEDEAO et de l'OOAS, tout en tissant des liens étroits avec les centres de recherche nationaux, les instituts Pasteur, les universités et les réseaux communautaires. Ce maillage permettrait d'articuler la science, la décision politique et la pratique de terrain pour créer un système réellement réactif, capable de mobiliser simultanément la recherche, la logistique, la communication et la compréhension sociale des crises.

À terme, cet Observatoire pourrait devenir un véritable centre d'expertise régional, chargé non seulement de la veille épidémiologique, mais aussi de la formation, de la prospective sanitaire, de la coopération scientifique et de la médiation sociale en santé.

Il incarnerait ainsi une Afrique de l'Ouest proactive, capable non plus de subir les épidémies, mais de les anticiper, les comprendre et les maîtriser.

V. Développer des programmes de recherche et d'innovation partagés

La recherche scientifique médicale constitue le socle de toute autonomie sanitaire durable.

Sans production de savoirs propres, sans innovation locale, aucune souveraineté ne peut s'enraciner. Pour sortir du cycle de dépendance technologique et intellectuelle, les pays d'Afrique de l'Ouest doivent investir collectivement dans des programmes régionaux de recherche appliquée, alignés sur les priorités de santé publique du continent.

Ces programmes devraient cibler en priorité les maladies infectieuses endémiques, la pharmacologie tropicale, la biotechnologie, la santé numérique, mais aussi le fonctionnement des systèmes de santé : leur gouvernance, leur financement, leurs modèles organisationnels et leur adaptation aux réalités locales.

En unissant leurs forces, les États pourraient mutualiser leurs ressources humaines, leurs plateformes techniques et leurs données épidémiologiques, réduisant ainsi les coûts tout en renforçant la compétitivité scientifique et technologique du continent.

La création de centres d'excellence régionaux dans des domaines tels que la recherche biomédicale, l'épidémiologie, la santé publique ou l'économie de la santé offrirait une architecture pérenne à cette ambition. Ces pôles favoriseraient la coopération entre universités, laboratoires, hôpitaux et industries, stimulant une recherche pluridisciplinaire, intégrée et innovante. Ils pourraient également devenir des espaces de formation avancée et de transfert de compétences, reliant les chercheurs du continent à leurs homologues du monde entier, tout en consolidant un réseau scientifique africain ancré dans la solidarité et l'excellence.

Parallèlement, le soutien à la mobilité des chercheurs africains demeure un levier essentiel pour dynamiser la production scientifique du continent. La mobilité sortante des enseignants-chercheurs, bien que prévue, reste faiblement encadrée et peu valorisée. Lorsqu'un voyage d'études est accordé, il n'est souvent assorti d'aucun projet scientifique préalable, ni suivi d'un rapport de mission permettant d'évaluer les retombées académiques ou institutionnelles. Cette absence de cadrage prive la mobilité de son rôle stratégique, alors qu'elle pourrait devenir un outil de rayonnement, de coopération et de transfert de savoirs au service de la recherche africaine. Ainsi, ce dispositif, pourtant porteur de potentiel, se réduit souvent à une opportunité individuelle plutôt qu'à un instrument de développement collectif de la recherche.

L'enjeu n'est pas seulement scientifique : il est politique, économique et avant tout symbolique.

Faire de la recherche un pilier de la souveraineté sanitaire, c'est affirmer que l'Afrique n'est pas condamnée à importer les solutions des autres, mais qu'elle peut concevoir, expérimenter et diffuser les siennes. C'est faire émerger une science du Sud, enracinée dans les réalités africaines, ouverte sur le monde, fondée sur la coopération et orientée vers le progrès collectif.

En cela, la recherche n'est pas un luxe : elle est une condition de la liberté.

VI. Au total : vers une souveraineté sanitaire régionale partagée

Les crises récentes et actuelles ont révélé une vérité essentielle : aucun pays ne peut garantir la santé de sa population en dépendant entièrement des autres. Forte de son potentiel humain, scientifique et économique, L'Afrique de l'Ouest dispose désormais des leviers nécessaires pour reprendre la main sur son destin sanitaire.

Cependant, cette reconquête ne pourra se faire qu'à travers une vision collective, structurée et solidaire. Il est grand temps de mutualiser les achats de médicaments et de vaccins, de soutenir une industrie pharmaceutique régionale, de renforcer la régulation et la qualité, de créer un observatoire ouest-africain des maladies émergentes, et d'investir dans la recherche et l'innovation partagées. Chacun de ces axes dessine les contours d'une souveraineté sanitaire concertée. Ensemble, ils forment une stratégie intégrée où l'économie, la science, la gouvernance et la société civile s'unissent autour d'un objectif commun : protéger durablement la vie.

Cette souveraineté ne signifie pas l'isolement, mais la capacité à dialoguer d'égal à égal avec les partenaires internationaux, à négocier depuis une position de force et à participer activement à la production mondiale de santé. Elle suppose une volonté politique constante, un investissement public courageux et une mobilisation citoyenne éclairée, car la santé, au-delà des hôpitaux et des laboratoires, est un bien commun qui engage la responsabilité de tous.

Faire de la santé un levier de développement et non un poste de dépendance, c'est redonner au continent sa dignité, sa puissance d'action et sa confiance en lui-même. C'est transformer l'Afrique de l'Ouest, aujourd'hui trop souvent spectatrice des politiques globales, en acteur souverain, producteur de solutions et porteur d'espoir.

Ainsi se construit la véritable indépendance : celle qui soigne, qui forme et qui innove. Non plus une indépendance proclamée, mais une indépendance vécue dans les corps, les institutions et les savoirs…

ÉPILOGUE

REBATIR LA SANTÉ, REFONDER LA NATION

L'histoire sanitaire du Sénégal, comme celle de tant d'autres pays africains, est jalonnée de promesses, d'efforts et de recommencements. Elle dit la résilience d'un peuple, la foi des soignants, mais aussi les lenteurs, les silences et les renoncements d'un système qui s'est parfois perdu dans la routine, l'inertie ou la dépendance.

Ce livre n'est pas un réquisitoire. Il est un appel à la lucidité et à la reconstruction. Lucidité, parce qu'il est impossible de soigner un système que l'on refuse de diagnostiquer. Reconstruction, parce qu'il ne suffit plus de réparer les fissures, il faut repenser l'édifice sur lequel repose le système de santé sénégalais.

La santé n'est pas un secteur parmi d'autres. Elle est le miroir de la nation. Là où les hôpitaux sont délaissés, où les soignants s'épuisent, où les patients renoncent, c'est le pacte social lui-même qui se fissure. À l'inverse, un système de santé juste, accessible et humain n'est pas seulement un gage de bien-être, il est le socle d'une citoyenneté partagée, d'une confiance retrouvée entre l'État et son peuple.

Le Sénégal entre dans une nouvelle ère. Son avenir démographique, économique et environnemental impose un sursaut. Le défi n'est pas seulement budgétaire ; il est moral et politique. Financer la santé, c'est choisir la vie. Gouverner la santé, c'est protéger l'avenir.

Les réformes proposées ici ne sont pas des utopies : gouvernance rénovée, régulation claire, digitalisation, qualité des soins, souveraineté sanitaire, santé mentale, médecine d'urgence, participation citoyenne, tout cela est possible. Ces réformes dessinent la trame d'un système plus équitable, plus transparent, plus proche des réalités du terrain. Elles rappellent que le progrès sanitaire ne naît pas d'une accumulation de structures mais d'une vision, d'une méthode et d'un courage collectif.

La modernité sanitaire du Sénégal ne se mesurera pas tant au nombre d'hôpitaux construits qu'à la façon dont chaque citoyen, dans la ville comme au village, pourra être écouté, diagnostiqué, soigné et accompagné sans discrimination. La véritable réforme sera celle qui redonnera sens au mot "service public", qui fera du soin un droit effectif et de la prévention une culture nationale.

Rien ne se fera sans les femmes et les hommes qui font vivre le système : médecins, infirmiers, sages-femmes, agents communautaires, administrateurs, chercheurs. C'est par eux que renaîtra la confiance. Leur compétence, leur engagement et leur humanité seront la clé de toute transformation durable.

Le Sénégal a les ressources, les intelligences et l'énergie pour se réinventer. Il lui faut désormais la volonté d'unir ces forces, de dépasser les logiques sectorielles, de **faire de la santé non pas une dépense, mais un investissement national et collectif.**

À rebâtir la santé, c'est toute la nation que l'on relève. Un pays ne se mesure pas seulement à sa croissance ou à ses infrastructures, mais à sa capacité à protéger les plus vulnérables, à guérir les blessures visibles et invisibles, à donner à chacun la possibilité de vivre debout et de mourir dignement.

À PROPOS DE L'AUTEURE

Formée au Sénégal, où elle a obtenu son Doctorat d'État en médecine, le Dr Yaye Kanny Touré Kaire a poursuivi sa spécialisation en santé publique et en économie de la santé en France et en Belgique, avant de compléter son parcours à HEC Paris en management stratégique et leadership.

Son itinéraire professionnel se déploie entre l'Afrique et l'Europe, à la croisée du soin, de la gouvernance et de l'innovation, dans une démarche constante de transformation des systèmes de santé.

Actuellement Directrice de l'Information Médicale du Groupe SOS Santé, l'un des plus grands acteurs européens de l'économie sociale et solidaire, elle pilote la stratégie médicoéconomique, la valorisation des données de santé et l'amélioration continue de la qualité au sein de plusieurs établissements hospitaliers. Son engagement au sein de ce groupe reconnu pour son impact social traduit une conviction profonde : celle que l'efficacité et la solidarité peuvent coexister au service de l'humain.

Fondatrice du cabinet AP2 Santé, elle accompagne par ailleurs de nombreuses structures hospitalières dans leurs démarches de performance, d'organisation des soins et de qualité, en favorisant la diffusion des bonnes pratiques et la montée en compétence des équipes.

Engagée dans la réforme des systèmes de santé africains, elle milite pour une approche fondée sur la donnée, la transparence et la participation citoyenne. Convaincue que la santé est à la fois un droit fondamental et un levier de souveraineté nationale, elle incarne cette génération de femmes africaines qui allient expertise, vision stratégique et engagement au service du bien commun.

« Refonder la santé, c'est refonder la nation. »

TABLE DES MATIÈRES

Structures éditoriales du groupe L'Harmattan

L'Harmattan Italie
Via degli Artisti, 15
10124 Torino
harmattan.italia@gmail.com

L'Harmattan Hongrie
Kossuth l. u. 14-16.
1053 Budapest
harmattan@harmattan.hu

L'Harmattan Sénégal
10 VDN SICAP AMITIE 3
BP 45034 Dakar-Fann
direction@senharmattan.com

L'Harmattan Cameroun
Tsinga/Derrière polyclinique FECAFOOT
BP 11486 Yaoundé
Jacques.koukam@harmattan.fr

L'Harmattan Burkina Faso
Villa 281, secteur 23 623, rue 14.32
Ouagadougou
zagbie@outlook.fr

L'Harmattan Guinée
Almamya, rue KA 028 OKB Agency
BP 3470 Conakry
harmattanguinee@yahoo.fr

L'Harmattan RDC
185, avenue Nyangwe
Commune de Lingwala – Kinshasa
matangilamusadila@yahoo.fr

L'Harmattan Congo
219, avenue Nelson Mandela
BP 2874 Brazzaville
deunovmikhael@gmail.com

L'Harmattan Mali
Immeuble Mgr Jean Marie Cissé
Aci Hamadallaye
BP 145 Bamako
syllaka@yahoo.fr

L'Harmattan Togo
Djidjole – Maison Amela
face EPP BATOME
02 BP 20680 Lomé
didieramela11@gmail.com

L'Harmattan Côte d'Ivoire
Résidence Karl – Cité des Arts
Abidjan-Cocody
03 BP 1588 Abidjan
harmattan.ivoire@gmail.com

L'Harmattan Bénin
Rue 604, (Immeuble à l'entrée
de la rue UCAO- Cite de Saint-Jean)
Cotonou
stepcorpus@gmail.com

Nos librairies en France

Librairie internationale
16, rue des Écoles
75005 Paris
librairie.internationale@harmattan.fr
01 40 46 79 11
www.librairieharmattan.com

Librairie des savoirs
21, rue des Écoles
75005 Paris
librairie.sh@harmattan.fr
01 46 34 13 71
www.librairieharmattansh.com

www.ingramcontent.com/pod-product-compliance
Lightning Source LLC
LaVergne TN
LVHW021211061026
849535LV00008B/2688